中国百年百名中医临床家丛书

（第二版）

内科专家卷

许逸民
李庆峰　编著

许玉山

U0308902

中国中医药出版社

·北京·

图书在版编目（CIP）数据

许玉山 / 许逸民，李庆峰编著 . —2 版 . —北京：中国中医药
出版社，2014.7（2020.12 重印）
（中国百年百名中医临床家丛书）
ISBN 978 – 7 – 5132 – 1923 – 5

Ⅰ . ①许… Ⅱ . ①许… ②李… Ⅲ . ①中医学 – 临床医
学 – 经验 – 中国 – 现代 Ⅳ . ①R249.7

中国版本图书馆 CIP 数据核字（2014）第 105574 号

中 国 中 医 药 出 版 社 出 版
北京经济技术开发区科创十三街31号院二区 8 号楼
邮政编码 100176
传真 010 64405721
山东百润本色印刷有限公司印刷
各地新华书店经销
＊
开本 880×1230 1/32 印张 8.875 字数 219 千字
2014 年 7 月第 2 版 2020 年 12 月第 2 次印刷
书 号 ISBN 978 – 7 – 5132 – 1923 – 5
＊
定价 25.00 元
网址 www.cptcm.com

如有印装质量问题请与本社出版部调换（010 64405510）
社长热线 010 64405720
购书热线 010 64065415 010 64065413
书店网址 csln.net/qksd/
官方微博 http://e.weibo.com/cptcm

内容提要

本书为许玉山先生毕生临证经验的发挥总结。许玉山先生为山西著名中医临床大家，师从马文炳先生，学宗仲景、景岳，辨证多崇程国彭、江笔花。许老为全科医生，治病尤以肾病、脾胃病、妇科诸证见长。数十年来救治无数危急重症及慢性病、疑难病患者。其用药胆大而心细，智圆而行方，常见处小剂挽危疾，有四两拨千斤之妙；开常方起沉疴，虽平淡而收奇效之功。书中一病一证，一方一药，均能启迪后学，值得借鉴。

新世纪之初，我们策划、出版了大型系列丛书《中国百年百名中医临床家丛书》，旨在总结上世纪百余位为中医药事业做出过巨大贡献、受到广大群众爱戴的中医临床工作者的丰富经验，把他们的事业发扬光大，让他们的优秀经验代代相传。转眼之间，丛书已经十岁了，令人欣慰的是，靠着各位专家作者的积极支持和辛勤耕耘，经过我们的不懈努力，《中国百年百名中医临床家丛书》目前已出版120多种，而且，影响也日益扩大，其宏大的构架、朴实的风格、鲜明的特色，在同类书中独树一帜，深受读者喜爱，绝大多数出版后都很快售罄，多次重印，取得了很好的社会效益和经济效益，成为我社长销的品牌图书之一，基本实现了我们的出版初衷。

著名老中医药专家是我们国家的宝贵财富，总结、传播他们的学术思想和临床经验是我们中医药出版人义不容辞的工作。近年评出的首届30位国医大师中，就已经有6位大师相继去世，让我们在扼腕痛惜的同时，更感到时间的紧迫和任务的艰巨。为此，我们决定修订再版《中国百年百名中医临床家丛书》，对已经出版的，做全面修订，纠正书中的个别错漏，重新排版装帧，并采纳读者的建议，按这些临床家的专长、特色进行归类，分为《内科专家卷》、《外科专家卷》、《妇科专家卷》、《儿科专家卷》、《针灸推拿专家卷》、《五官科专家卷》等；鉴于国医大师是当今中医药学术与临床发展最高水平的杰出代表，遂独成一卷，即《国医大师卷》。此次修订，从内容到形式都精雕细刻，力求和谐统一，尽善尽美，使之真正成为提炼名老中医精髓，弘扬中医药文化的传世精品，以不辱中医药出版人的使命。

中国中医药出版社

2012年9月

中医学源远流长。昔岐黄神农，医之源始；汉仲景华佗，医之圣也。在中医学发展的长河中，临床名家辈出，促进了中医学的迅猛发展。中国中医药出版社为贯彻卫生部和国家中医药管理局关于继承发扬祖国医药学，继承不泥古，发扬不离宗的精神，在完成了《明清名医全书大成》出版的基础上，又策划了《中国百年百名中医临床家丛书》，以期反映近现代即20世纪，特别是建国60年来中医药发展的历程。我们邀请时任卫生部张文康部长做本套丛书的主编，卫生部副部长兼国家中医药管理局局长佘靖同志、国家中医药管理局副局长李振吉同志任副主编，他们都欣然同意，并亲自组织几百名中医药专家进行整理。经过几年的艰苦努力，终于在21世纪初正式问世。

顾名思义，《中国百年百名中医临床家丛书》就是要总结在过去的百年历史中，为中医药事业做出过巨大贡献、受到广大群众爱戴的中医临床工作者的丰富经验，把他们的事业发扬光大，让他们优秀的医疗经验代代相传。百年轮回，世纪更替，今天，我们又一次站在世纪之巅，回顾历史，总结经验，为的是更好地发展，更快地创新，使中医药学这座伟大的宝库永远取之不尽、用之不竭，更好地服务于人类，服务于未来。

本套丛书所选医家均系在中医临床方面取得卓越成就，在全国享有崇高威望且具有较高学术造诣的中医临床大家，包括内科、外科、妇科、儿科、五官科、骨伤科、针灸等各科的代表人物。

本套丛书以每位医家独立成册，每册按医家小传、专病论治、诊余漫话、年谱四部分进行编写。其中，医家小传简要介绍医家的生平及成才之路；专病论治意在以病统论、以论统案、以案统话，即将与某病相关的精彩医论、医案、医话加以系统整理，便于临床学习与借鉴；诊余漫话则系读书体会、札记，也可以是习医心得，等等；年谱部分则反映了名医一生中的重大事件或转折点。

本套丛书有两个特点是值得一提的：其一是文前部分，我们尽最大可能地收集了医家的照片，包括一些珍贵的生活照、诊疗照以及医家手迹、名家题字等，这些材料具有极高的文献价值，是历史的真实反映；其二，本套丛书始终强调，必须把笔墨的重点放在医家最擅长治疗的病种上面，而且要大篇幅详细介绍，把医家在用药、用方上的特点予以详尽淋漓地展示，务求写出临床真正有效的内容，也就是说，不是医家擅长的病种大可不写，不要让人感觉什么都能治，什么都治不好。

有了以上两大特点，我们相信，《中国百年百名中医临床家丛书》会受到广大中医工作者的青睐，更会对中医事业的发展起到巨大的推动作用。同时，通过对百余位中医临床医家经验的总结，也使近百年中医药学的发展历程清晰地展现在人们面前，因此，本套丛书不仅具有较高的临床参考价值和学术价值，同时还具有前所未有的文献价值，这也是我们组织编写这套丛书的初衷所在。

中国中医药出版社

2000年10月

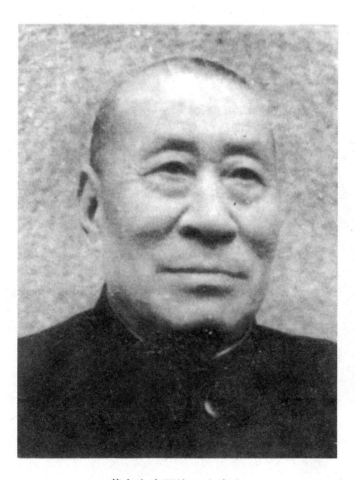

著名老中医许玉山先生

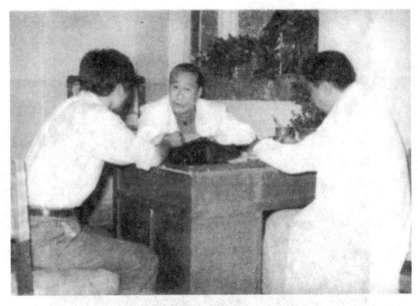

1985 年许玉山为赈灾义诊

（左二为许玉山，右一为许逸民）

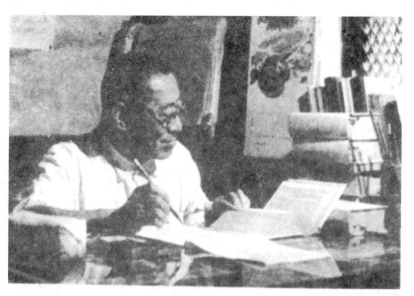

1979 年许玉山先生在著书立说

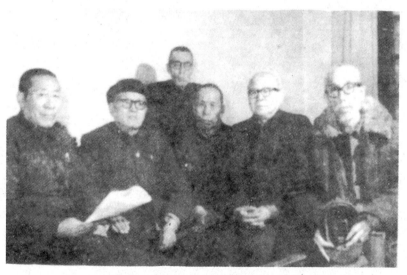

1977 年 12 月在第五届山西省人大会议上许玉山与中医界
同仁讨论时留影（左一为许玉山，右二为胡翰文，右三为
邢子亨）

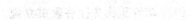

医家小传/1

专病论治/7

目录

3

目录

4

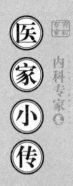

医家小传

内科专家卷

许玉山

1977年，十年浩劫刚刚过去，打倒"四人帮"的吉庆气氛依旧荡漾在中国的大地上，一些不能忘怀天下兴亡的知识分子，在思索国家的未来。作为山西省第五届人大代表的中共党员许玉山，联合医界同仁，在1977～1981年期间，奔走呼吁，三次上书，建议成立山西中医学院。1982年，经国务院批准，山西中医学院筹备处成立。许玉山任筹备处副主任，积极参与征地筹款，制订规划，为山西中医事业的发展绘制了美好的蓝图。在任第六届全国人大代表期间，许老又参与提出了有关中医立法、中医传统带徒、中医后继乏人等议案，为落实党的各项中医政策及推动中医事业的发展做出了贡献。

1985年，山西中医学院筹建工作进入高潮，教学大楼、图书大楼、附属医院……一座座高层建筑拔地而起，省政府已同意下个年度的本科新生进入新校址就读。10月14日夜，许玉山心脏病猝发辞世，他没有看到第一批新生从四面八方走来。

许玉山（1914—1985），字宝昆。1914年生于河北赵县。少时家贫，仅就读于私塾数载。14岁，师从马文炳学医艺，兼读诗书。1936年在河北高邑、1940年以后在山西太原悬壶。1949年，太原市中医学会成立，许玉山在学会举办的中医进修班任教。1955年组建太原市第二中医联合医院，许玉山任院长。1957年，山西省中国医学研究所（现山西省中医药研究院）成立，许玉山先任内科主任，继任山西省中医研究所（现山西省中医药研究院）副所长、山西省中医研究所咨询委

3

员会副主任，兼任山西省活血化瘀研究所副所长，中华全国中医学会（现中国中医药学会）第二届理事及山西省分会副理事长，山西省高级卫生技术职称考评委员会副主任，山西省科委、科协委员，《山西医药杂志》编委，《山西中医》杂志和《中医药研究》杂志顾问，山西省保健委员会顾问等职。1979年11月晋升为主任医师、研究员。

《许玉山医案》自序有云："中年以后，独立行医，凡遇重点病症，即留总结，积累经验。数十年间接诊病人何止二三十万人次。尤以旧时代，常遇疫病流行，蔓延方土百余里，日夜接诊不下百数十人。所积病案中，三十年代有霍乱、急性传染病等，六十年代有贫血（再障）、肾虚劳损、水肿（尿毒症）等，七十年代有真心痛、中风、肝病等。"此即其自述行医之大略。先生治学严谨，好学深思，取诸家之长，尊古而不泥古。主张多读书，多临证，才能做到补偏救弊，精心审择。养正气，补脾胃，是先生临床思想之要，常记"无论治何种疾病，用药切不可戕其生气"，又记"脾胃为后天之本，有一分胃气，就有一分生机，脾胃一败，百药难施"。其治虚损，常引《理虚元鉴》之论："治虚有三本，肺、脾、肾是也。肺为五脏之天，脾为百骸之母，肾为性命之根。治肺、治脾、治肾之道毕矣。"此亦先生学术思想之梗概。先生师出名门，又潜心临床五十余年，不仅积累了丰富的临床经验，在中医学研究方面，也取得丰硕成果。其著作《许玉山医案》共集73种病症，有分析，有辨证，有主论，有处方，条分缕析，翔实有据，在国内外颇有影响，被1984年《文化生活报》推选为山西图书走向世界26部主要著作之一。所撰《四物汤临床应用经验》及《活血化瘀十二法》两篇论文，曾获山西省优秀科技论文奖。此外的著作，尚有《许玉山验方辑》及《妇科临床用药经验》《内科诊治一览》手稿。

先生在太原行医，曾值日寇占领时期，国土沦亡，生灵涂炭；日寇投降后，国民党统治山西，民众生活仍极艰难。先生以高尚医德，挟精湛医术在民间行医，赢得民众信赖，名噪一时，却始终不登日伪及官府之门。建国初，太原市中医研究会成立，先生积极参与各项学术活动，组织中医进修班，培训中医人员；政府号召西医学习中医，中西医结合施治，先生又积极投身其中，培养了第一批中西医结合的新型医务工作者。1962年，先生主持老中医带徒出师考试，又相继举办多次中医进修班，组织数次大型全国性有影响的内科、妇科学术研讨会。他带头传艺，诲人不倦，三晋大地，桃李遍天下。

其人虽已殁，但其医技医德，受益者至今传颂。

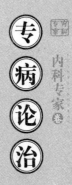

专病论治

内科专家卷

许玉山

伤　寒

伤寒乃多种外感病之总括。仲景撰《伤寒论》立方一百一十三，世称"祖方"，后人习之，以为论病施药，多有缘木求鱼、胶柱鼓瑟之嫌，岂不知仲景施方乃教人规矩，其核心乃"辨证论治"也，而绝非一方一药以通治百病。世人切不可拘于此，而讼论不止，盖无益临床也。

邪客经输表实　加味葛根主之

患者杜某，男，40岁，工人。

时值春令，患者减衣之后，恰遇气候乍寒，即觉周身悚冷，恶寒发热，无汗身痛，"项背强"。舌苔薄白，脉浮紧。证属太阳表实兼邪客经输证。治以发汗解表，升津液，舒经脉。

处方：

葛根12克　麻黄6克　桂枝6克　川芎9克　防风10克　白芍10克　生姜4片　甘草5克　大枣3枚（剖）

方中葛根能升阳而生津液，滋筋脉而舒项背强急，故为主药；麻黄、桂枝散寒解表；白芍、大枣敛阴和里不使过汗而伤阴；防风、川芎解肌祛风。诸药合用，可奏发汗解肌、生津舒筋之功。

服上药两剂即愈。

【按】本例患者，邪客经输证重于表实证，因而选用葛根汤加防风、川芎治之，应手取效。仲景立葛根汤证与桂枝加葛根汤证的主要区别，在于有汗和无汗。以此法则验诸临床，毫厘不爽。

误用寒凉少阴寒化 急救回阳须加桃红

患者路某，男，25岁，农民。

春节前，患者忽患头痛，恶寒发热，全身酸痛，曾经某医治疗数次不见好转，又请某老中医诊治，月余无效，而病情日渐加重。家人将其抬至门诊，许老诊其脉，两手沉微而细，以手试口鼻，呼出冷气。患者恶寒蜷卧，四肢厥冷，精神萎靡，嗜睡，呕吐不能食或食入则吐，口不渴，有时渴喜热饮，下利清谷，小便清白。舌淡，苔白滑而润。检视前方为当黄汤加减。证属阳虚阴盛，少阴寒化。治以回阳救逆、温中散寒之剂。

处方：

人参8克　炮附子9克　炮干姜8克　白术12克　桂枝8克　炙甘草6克

方取四逆、理中化裁而成。病者阳气衰微，阴寒内盛，阴寒之气深入于里，真阳欲绝，非用大辛大热纯阳之品不足以破阴气而发阳光。故方用附子、干姜、桂枝回阳救逆。又恐姜附桂之性燥烈，反伤上焦，故用甘草以缓之。补后天之气无如人参，益先天之阳无如附子，二药相辅，则可顷刻生阳于命门之内，瞬息化气于乌有之乡。人参合白术健脾益气温中，白术得干姜除满止呕。诸药共成回阳救逆、温中散寒、益气之剂。

二诊：药进2剂，手足稍温，恶寒已减，蜷卧亦较前好转。患者疲乏倦怠，面色白，口唇紫绀，脉沉微涩。

处方：

人参8克　炮附子8克　炮干姜6克　白术12克　红花6克　炒桃仁6克　紫油桂5克（研细末，分2次冲服）　炙甘草6克

三诊：手足温如常人，转侧自如，精神尚佳，食欲稍增。再拟健脾益胃、补气温阳之剂。

处方：

人参 6 克　白术 12 克　茯苓 10 克　陈皮 8 克　神曲 9 克（炒）　麦芽 12 克（炒）　炮附子 6 克　炮干姜 6 克　炙甘草 5 克　大枣 3 枚（剖）

四诊：口唇紫绀消失，面色红润，脉见缓弱，余症皆已。遂以四君子汤调理而愈。

【按】本例伤寒少阴病，属伤寒后期危殆阶段，乃三阳传尽不解而传入三阴。此时阴寒内盛，阳气衰竭，生命垂危之际，因前医辨证欠详，误用寒凉之剂而致病情加重。在病至险殆之时，必须见真胆雄，方可夺命于万一。再者，霍乱吐泻交作，大虚之候，亦可出现少阴病危证，采取急救回阳之剂则能挽回一旦。气虚阳衰而见血瘀之象者，非加桃红活血之剂不能救危难起沉疴。此前人王清任氏之卓见也，录以备查。

温　病

温病乃外感急性热病之总括，因四时主气及发病季节流行特点不同而有多种称谓。起病急、发热重、传变快、易伤阴为其特点。明清医家专论专著甚多，而清之戴北山《温疫明辨》条分缕析，详之辨之，甚为精当，极为著名。温病当与伤寒相别，临证差之毫厘，谬以千里，误治失治不乏其例，慎之哉。

温热传里邪客心包　凉血清营解毒养阴

患者李某，男，中年，店员。

于农历谷雨时节初次邀诊。家人代诉，患者 1 周前得病，微恶寒，发烧，周身酸楚困痛，口干渴喜饮，逾一二日，但壮热不恶寒，神昏不省人事，头痛烦躁不宁，谵语狂言，大便干，小便黄赤。近日但壮热，午后尤甚，渐至水谷不进。曾经中西医治疗，均无显效。病情逐渐加重，家人为其准备后事。许老察其病，神昏高热，诊其脉洪数有力，用筷子撬其口，见舌苔干燥，舌尖有芒刺。证属温热传里，邪客心包。治以凉血清营、解毒养阴之剂。

处方：

乌犀角6克（先煎25分钟）　生地12克　银花25克连翘12克　黄芩10克　焦栀子10克　丹皮10克　玄参10克　麦冬12克　大青叶12克　菊花10克　甘草5克　生石膏15克

本病是温热之邪由气分传入营分，损伤阴液，而气分之邪尚未尽解。因热伤营阴，故午后壮热，邪客心包，心神被蒙，故神昏谵语而烦躁。治法应在清营解毒剂中加入清气分之药，达到气营兼清，兼可生津养阴，亦即《外感温热篇》"入营犹可透热转气"之意。因此，方中以犀角、大青叶清解营分热毒。因热伤阴液，故辅以生地、玄参、麦冬生津养阴。因气分热邪未尽，故用银花、连翘、甘草、石膏清气分之热，透热于外，使热邪转出气分而解。再用黄芩清肺中之热，栀子泻三焦之火，丹皮凉血清热，菊花明目治头痛。此乃清营解毒、生津养阴之法。

二诊：服药3剂后，发烧减轻，神志仍昏迷，谵语，口干燥渴，用筷子绑棉花蘸水滴于口中欲咽。口唇破裂，脉洪数略小。再拟方清热解毒、养阴生津治之。

处方：

乌犀角6克（先煎25分钟）　生地12克　大青叶12克玄参10克　生石膏18克　知母12克　银花20克　麦冬15克　丹皮9克　天花粉12克　生栀子10克　甘草5克

三诊：上药服3剂后，神志清楚，能睁眼看人，烧亦渐退，口干渴饮冷，脉症均有好转。继服清热解毒、清心养阴生津之剂。前后共服药30余剂，调理而愈。

【按】风温是多发生于冬春两季的温热疾病，因感受风热而起。发病后热势较盛，应与一般风热感冒相鉴别。风热毒邪袭人，传变迅速，在病变过程中有顺传和逆传两种情况，邪由肺卫传入阳明气分为顺传，由肺卫而内陷心包者为逆传。在传变过程中，易发生斑疹、吐血、衄血，以及痉厥、痰热喘急等兼证。治疗本病时，初起邪在肺卫，宜辛凉解表，以驱邪外出；邪入气分，则宜辛凉清热或苦寒攻下；内陷心包，则必须清心开窍。故叶香岩说："在卫汗之可也，到气才可清气，入营犹可透热转气，入血犹恐耗血动血，直须凉血散血。"若邪热久羁，耗伤肝肾真阴，以致正虚阴亏，则宜清泄阴分之热，滋养肝肾之阴。

风温误用辛温解表　白虎加味清泻阳明

患者张某，男，30岁，工人。

初起病恶寒发热，头痛，周身酸楚，口干，西医按感冒治疗，症状不减，改服中药辛温解表剂，恶寒已止，但发热加重，烦躁，口干，喜冷饮。得病10余日后，来院就诊。患者面色潮红，头汗淋漓，肢体壮热，烦躁不宁，口渴欲冷饮，曾持续冷敷头部，发热仍不退，头晕头痛，小便黄赤，舌苔黄而燥，脉洪大而数。证属风温误治，热入气分。治以清热生津，白虎汤加减治之。

处方：

生石膏45克　知母12克　麦冬12克　生地10克　黄芩12克　白芍12克　天花粉12克　甘草5克　粳米45克（熬粥，服药前后喝）

此例为阳明气分实热而未见腑实，故不宜攻里，若用苦寒直折，则恐化燥伤津，只有甘寒滋润、清热生津较为恰当。方以石膏为主药，泻胃火而透肌热；知母苦寒，入胃，既可清肺胃火热，又能润燥。知母与石膏相配伍，清热除烦作用更强。

甘草、粳米益胃护津，生地、麦冬、天花粉养阴清热生津，黄芩苦寒泄热，白芍酸寒敛阴。诸药共成泻热除烦、养阴生津之剂。

二诊：服上方3剂，头痛已止，仍烦躁汗出，口渴引饮，脉洪大而数，舌苔黄燥。遵上方加减，续服3剂。

处方：

生石膏60克　知母12克　银花20克　生地12克　麦冬15克　天花粉12克　白芍12克　甘草5克　粳米50克（熬粥徐徐服之）

三诊：烦躁、汗出较前明显减轻，渴饮亦少，舌脉均有好转。仍遵前方再服3剂。

四诊：诸症基本消除，精神、食欲都好。为巩固疗效，拟清热养阴之剂以善其后。

处方：

生石膏50克　知母12克　生地12克　玄参10克　银花20克　麦冬15克　丹皮9克　甘草5克　天花粉12克

服上方2剂病愈。

【按】温病中风温客表，切不可误作外感风寒而治，虽初起都有恶寒发热、头痛等表证表现，但二者发病与治法均不相同。外感风寒在表，症见发热轻而恶寒较重，口多不渴，脉多浮缓或浮紧；而风温在表，则发热较重，恶风寒较轻，口必微渴，脉多浮数。故不可将两者混同而论治。本例误治后转成气分热证，治以白虎汤加味清泻阳明邪热，兼养阴生津。药证相投，病得痊愈。

温热内陷过汗伤阴　须与伤寒少阴鉴别

患者夏某，男，37岁，军人。

患者5天前突然恶寒发热，口干渴，尔后，恶寒已止，但壮热头痛，烦躁不安，周身酸楚，汤水不进，小便黄赤。近日来壮热不退，昨晚突然战栗发抖，随之大汗淋漓，面色苍白，呼吸急促，病情处于垂危状态。当时请太原市几位中医会诊，许老居其中矣。在场最年迈者某，为同道所尊敬之长辈，故先请其诊断。某老诊脉观色，察看舌苔，尔后写了一张纸条，谓此患者脉微细无力，认为是危恶不治之证，不肯下药，不多言，随即离去。其他中医一一诊后，同意某老意见，先后退避去了。最后，许老诊其脉微细欲绝，面色苍白，消瘦，眼眶塌陷，闭目不语，精神萎靡不振，舌苔少津，口干燥，用勺灌水能饮，小便色黄而短少。证属温热内蕴，过汗亡津，为气阴两伤、正气将脱之虚证。治以益气固脱，养阴生津。急以西洋参30克，水炖徐徐服之，以防其脱。

处方：

西洋参6克　沙参12克　五味子8克　麦冬15克　玉竹10克　生山药12克　炙甘草6克

方中西洋参、麦冬甘寒益气生津，对因热证而致气虚者用之尤佳；沙参体轻而寒，为养肺阴必备之品；生山药健脾养胃阴；玉竹养阴润燥，生津止渴；五味子敛肺阴而止汗；炙甘草补三焦之虚，以调和诸药。

二诊：依上方服2剂后，精神略有好转，能喝少量米粥，两目无力睁开，口干舌燥未减。遵上方加陈皮9克，天冬10克，黄精10克，以和胃固虚养阴。嘱患者家属再喂其2剂。

三诊：精神明显好转，能睁眼与人说话，但声音低微，能进少量流食，脉渐有缓象，舌苔干燥好转。继以上方为主，益气养阴，补虚生津，随证加减，调理善后，月余而瘳。

【按】该患者是温热伤肺，汗多亡津，酿成气阴两伤之大虚危候。用生脉散加味益气敛汗，养阴生津，因救治及时，便获奇功。服数剂气得返，津得生，元气随之而复，短气、汗出诸症立除，口渴亦随之而止。此证脉微细，应与伤寒少阴证之脉微细相区别。伤寒少阴证，出现脉微细，蜷卧足冷，小便清长，大便自利，口和不渴，口鼻出冷气，乃是亡阳之四逆证。本病则系温热之邪耗伤营阴，气阴两伤之危证，虽脉微细，但有小便黄赤，口干渴，伸肢而卧，烦躁不安，口干舌燥，渴欲饮水。临证要详辨，二者病因病机不同，症状各异，用药亦自迥别，慎之慎之。

冬月温病　辛凉解表

患者岳某，男，64岁，炊事员。

因冬季无雪，外感温热，发烧不退已7日，咳嗽，口鼻干燥，痰多不利，呼吸促迫，饮食乏味，周身不适，小便黄，舌苔白，脉浮数。证属外感温热。治以辛凉解表、止咳化痰之剂。

处方：

银花15克　连翘12克　芦根12克　桔梗10克　前胡10克　芥穗6克　橘红12克　桑叶10克　薄荷10克　菊花10克　甘草5克

方中银花、连翘辛凉解表；桑叶、菊花、薄荷疏散透表；虽感温邪，然在冬季，最易闭塞皮毛，故用芥穗以温散阴寒之邪；桔梗、前胡、橘红宣肺利气，止咳化痰；芦根、甘草清热生津。

二诊：服药2剂，发热即减，咳嗽气促亦有好转。仍有口干舌燥，吐痰不利。

处方：

银花12克　连翘10克　麦冬10克　川贝母10克　橘红12克　菊花10克　薄荷9克　桔梗10克　甘草5克　佛手12克

三诊：服上方2剂，热已消退，咳少痰利，已恢复正常。

【按】此为冬月之温病也。吴瑭曾说："冬温者，冬应寒而反温，阳不潜藏，民病温也。"冬月无雪，非其时而有其气，人感之即病。症见头痛有汗，咳嗽口渴，不恶寒而恶热，或面赤、或咽痛、或胸痛，切不可以为冬令伤寒太阳病而误用辛温解表之剂，盖温则气泄，寒则气敛，二气本属相反，误用辛温，热邪更甚，则变证迭出矣。又温热之邪窜入肺经，最易内陷心包，而成精神昏愦，谵语错乱之症。医者当见微知著，一俟温邪初客，即当解之，意在防患于未然也。

感　冒

感冒一年四季常见，春冬发者尤多。其重者为"重伤风"，即"流感"是也，治之不及时，常引起其他疾病。夏秋之季，暑湿伤表，中暑冒暑者有之，亦当早为图治。

外感风热居多　诸验方甚宜

患者赵某，男，成年，学生。

昨日突然发热，鼻塞流涕，头痛咽痛，曾服复方阿司匹林，注射青霉素，药后汗出，热亦稍解，次日发热又起，头痛加剧，时有烦躁，咳嗽，吐少量白黏痰，饮食乏味，口渴，便秘，舌淡红，苔薄黄，脉浮而数。证属外感风热，邪留不解。治以辛凉解表、宣肺清热之剂。

处方：

银花18克　连翘16克　芦根12克　麦冬12克　炒牛蒡子12克　桔梗10克　贝母10克　菊花10克　薄荷9克　白僵蚕12克　射干8克　甘草5克

方中银花、连翘辛凉解表；菊花、薄荷疏风透热；桔梗、甘草、牛蒡子、射干宣肺清热利咽；贝母、僵蚕化痰散结；芦根、麦冬清热生津止渴。诸药共成疏风解表、清热理肺之剂。

服药1剂，翌晨热势即退，复进1剂，诸症悉除。

患者段某，男，26岁，司机。

感冒2天，发热微恶风寒，溱溱汗出，鼻塞涕浊，咽喉疼痛，头痛咳嗽，吐白痰，烦渴，舌苔薄黄，脉浮数。证属风热感冒。治以辛凉解表、宣肺清热之剂。

处方：

银花25克　连翘12克　芦根12克　桔梗10克　炒牛蒡子12克　麦冬12克　菊花10克　薄荷9克　射干9克　蝉蜕9克　白僵蚕10克（炒）　黄芩8克　赤芍10克　甘草5克

方以银花、连翘清热透邪；菊花、薄荷、蝉蜕疏风清热；桔梗、僵蚕、炒牛蒡子、射干清热散结，利咽止痛；黄芩泻肺火清上焦热邪；恐热伤阴血，故以赤芍清血中之热；甘草清热解毒，合桔梗利咽止痛；麦冬、芦根清热生津。

服上方2剂，感冒即愈。

【按】感冒之证，虽有数端，但以外感风热最为常见，体强或初得病者，一般发汗解表即愈。其间有气虚、血虚、阴虚、阳虚而患外感者，则当各司其属，或益气解表，或养血解表，或滋阴解表，或助阳解表，对症下药，治无不愈。风热感冒，如治失其宜，最宜化火伤阴，或邪火内扰神明，致成神昏谵语等症，故当及时治疗，万勿延误。以上两例感冒，皆属风热犯肺而成，治以银翘散加减，一剂知，二剂已，诚为风热感冒之良方也。

另有验方：

（1）银菊清凉饮：治冬春两季流行感冒，提前服用，可起到预防流感的作用。

银花30克　连翘18克　芦根15克　芥穗9克　桔梗12克　菊花12克　薄荷15克　紫苏叶30克　甘草12克

水煎服，早晚各1次。以上剂量系10人量，每人喝半茶杯。

（2）避瘟捷效散：春季温病流行时期，用此方效果显著。

紫苏叶 15 克　葛根 12 克　粉甘草 9 克　冰片 5 克　朱砂 5 克　薄荷霜 3 克

共研细末。将手指消毒，蘸药末堵在鼻孔吸入。可装瓶备用。注：可随身携带，系避瘟必备之品。

（3）祛风发汗煎：治头痛、恶寒发热、全身酸痛，属风寒感冒者疗效颇佳。

扁豆蔓 15 克　红糖 30 克　生姜 5 片　冰糖 15 克

水煎服，见汗为度。

（4）感冒清凉饮：治流行性感冒、头晕痛、鼻塞声重、浑身关节痛、恶寒发热、咳嗽，属风热感冒者疗效尚佳。

银花 12 克　连翘 12 克　桔梗 10 克　菊花 10 克　薄荷 10 克　桑叶 12 克　赤芍 10 克　前胡 10 克　甘草 5 克

水煎服。

此方系辛凉轻剂，对春月之感冒甚效。咳嗽加麦冬 10 克，川贝 10 克；呕吐加竹茹 9 克，姜半夏 8 克，陈皮 8 克；腹痛加白芍 12 克；神昏谵语加犀角 6 克，川黄连 5 克；项背强加葛根 12 克。

（5）清热解毒煎：治发热、烦躁不宁，主内蕴热毒、外感风邪感冒。

绿豆 60 克　白糖 30 克

以绿豆熬水，加入白糖，服后见汗即愈。

（6）清瘟饮：预防流感。

银花 9 克　杭菊花 9 克　薄荷 5 克　甘草 6 克

以上 4 味分 3 次冲水当茶饮。该方疗效可靠，既经济又方便，乃春令预防感冒之良方。扁桃体肿大者服之更佳。

头　痛

　　头乃诸阳之会，六腑清阳之气，五脏精华之血，皆会聚于此。诸外感、内伤不足或瘀阻其络，即令清阳不得舒展，发为头痛。

肝火上炎　瘀血阻络

　　患者王某，男，57岁，干部。

　　10年前头部被打伤，常感到头部钝痛而胀，头晕，失眠，不能看书，记忆力减退，注意力不集中，性急，恐惧，惊悸易怒，烦躁不宁，口干渴，血压升高，每遇心情不快则痛加重。曾住院经中西医治疗，经久不愈，出院后即来门诊求治。小便色黄，舌苔黄，脉象弦数。证属肝火上炎，瘀血阻络。治以清泻肝火、活血祛瘀之剂。

　　处方：

　　草决明12克　菊花12克　羚羊角粉2克　（另包，分2次冲服）　当归12克　川芎8克　生地10克　珍珠母12克　栀子8克　龙胆草8克　红花8克　赤芍10克　薄荷9克　炒枣仁12克　竹叶8克　甘草5克

　　方以羚羊角粉、草决明清肝明目；菊花、薄荷清利头目；龙胆草、栀子清肝胆之火；川芎通经活络，祛瘀止痛；当归、红花、赤芍活血祛瘀；生地凉血清热；甘草泻火，调和诸药；枣仁配竹叶清热除烦，入眠甚捷；珍珠母安神。

　　二诊：服上方3剂，头痛减轻，头晕发胀、烦躁易怒都有好转，夜能安睡4小时。意守原方，继服3剂。

　　三诊：头痛头晕失眠进一步好转，可持续读报较长时间，血压逐渐下降，性情也转温和。仍予前方，酌加龙齿12克清

热安神。再服 3 剂，诸症消失，血压逐渐恢复正常。观察 1 年，未见复发。

气血两亏 清空失养

患者田某，女，成年，干部。

头痛头晕数年，遇劳则重，头痛绵绵，时作时止，神疲乏力，心悸怔忡不寐，睡醒之后头面虚肿，有时手足麻木，食欲不振，面色白，舌淡苔白，脉细弱无力。经多方治疗，效果不著，因来就诊。证属气血两虚，清空失养。治以补气养血、养心安神之剂。

处方：

黄芪 12 克　党参 10 克　白术 12 克　当归 12 克　川芎 9 克　白芍 12 克　生地 12 克　炒枣仁 12 克　龙齿 12 克　菊花 10 克　藁本 8 克　白芷 8 克　茯苓 12 克　远志 10 克　龙眼肉 10 克　竹叶 8 克　珍珠母 12 克　甘草 5 克

方中党参、黄芪、白术、甘草补益肺脾之气；当归、川芎、白芍、生地养血活血；菊花、藁本、白芷清利头目，通络止痛；龙齿、珍珠母镇静安神；酸枣仁、茯苓、竹叶补肝宁心；远志、龙眼肉补益心脾而益智。

上方服 9 剂病愈。

水不涵木 肝阳上亢

患者裴某，男，42 岁，干部。

头左侧痛如锥刺，入夜更甚，病已数年。每遇心情不快或工作繁忙则头痛加重，发作频繁。发作时彻夜不得眠，严重时非注射度冷丁不能安宁。曾往外地医院治疗多次，效果不显，因来就诊。舌苔白厚而干，脉象弦细。证属肝肾阴虚，肝阳上扰。治以平肝息风、养阴安神之剂。

处方：

钩藤 12 克　石决明 12 克（炉上焙干后再煎）　羚羊角粉

2克（另包，分2次冲服） 龙胆草5克 白芍12克 当归12克 川芎9克 菊花10克 生地12克 龙齿12克 珍珠母12克 甘草5克

方中钩藤、石决明、羚羊角粉平肝息风；龙胆草、菊花清肝明目；生地、白芍、当归滋阴养血；川芎活血治偏头痛；龙齿、珍珠母镇肝安神；甘草调和诸药。

二诊：服上方5剂后头痛显著减轻，有时隐痛，夜间能睡4个小时。但饮食乏味，此大浪之后余波未平。再依上方加炒枣仁12克、竹叶8克以养心安神，加焦三仙各12克以健脾开胃。

三诊：服上方10余剂，肝肾之阴渐复，肝木得以涵养，脾土恢复健运，头痛遂止。嘱前方再服3剂。后随访，已恢复工作，未见病复。

【按】头为诸阳之会，清阳之府，元神之所在，五脏之精华、六腑清阳之气皆聚于此。气血充盈则神志清晰，精神健旺，病邪难犯。凡六淫之邪侵，上犯颠顶，邪气稽留，阻遏清阳，内伤诸疾，逆乱气血，瘀阻经络，均可导致头痛。故治疗本病，必先辨内伤外感，一般外感之病易治，内伤之证难疗。内伤之证，常见有水不涵木、肝阳上亢、气血亏虚、痰浊上攻、瘀血阻络等类别。临证之时，须详加辨审，察其疼痛之部位、性质、兼证，辨其归属于哪一类型，然后处方用药。以上3例头痛，大都属内伤所致。例1属肝火上炎、瘀血阻络，治疗时应着重于清肝泻火，活血祛瘀。药证相投，深中肯綮，3剂病去大半，再服则病若失矣。缠绵棘手之疾，霍然而愈。例2属病久体弱、气血两虚之头痛。病久损伤心肝脾三脏，其中尤以脾家为甚，脾之化源不足，心肝之血不续，所以气血皆不足而清空失于濡养，故头痛头晕经久不愈。治宜健脾补气，养心益肝，兼治头痛之标，标本兼治，疗效甚佳。例3属肝肾阴虚、水不涵木、肝阳上亢之头痛，治宜平肝息风，滋水涵木，

养心安神。久久不愈之症，取效于平淡无奇之剂。

另有验方：

（1）芎附汤：治风寒感冒头痛。

香附 6 克　川芎 5 克

水煎临睡服，汗出即愈。

（2）头痛立效方：治偏正头痛，外感风邪，头痛剧烈。

川芎 9 克　藁本 8 克　白芷 6 克　蔓荆子 12 克　菊花 10 克　薄荷 9 克　甘草 5 克

水煎温服。屡用屡验。

（3）头痛吹鼻散：治剧烈之偏头痛。

青黛 6 克　川芎 5 克　鹅不食草 5 克　冰片 0.3 克　细辛 3 克

共为细末，吹鼻中少许，痛立止。

（4）偏头风方：治头痛如裹，心烦不宁。

川芎　白芷　乳香　没药　火硝　雄黄各等份

共为细末，吹鼻中，立效。注：乳香、没药有油不易研细，必去其油（去油用灯心炒，油即渗入灯心中）。

（5）藁芎止痛丸：治头风头痛因风寒相搏而引起者。

藁本 30 克　明天麻 25 克　川芎 50 克

共为细末，炼蜜为丸，每丸 10 克。每服 1 丸，温酒送下。

（6）清脑止痛丸：治风寒入脑，或湿犯于脑，头痛脑涨及眉棱骨痛。

细辛 2.5 克　白芷 6 克　川芎 9 克　白术 9 克　藁本 6 克　生姜 3 片

水煎服（食远服）。禁忌辛辣及其他刺激性食物。

大 头 瘟

此病为天行疠气，感受温毒时邪而发。邪热客于心肺，温热伤颠，上攻头面尽肿而痛，红肿灼热疼痛，多属阳明；发于耳前后、额角旁肿，多属少阳；发于脑项后且耳后赤热肿痛，属太阳。当各司其属，加引经药治之。

血分疫毒炽盛　普济消毒加减

患者谢某，男，45岁，店员。

诊前半天，骤然发热，遂致头面部红肿痛，肿痛尤以头部为甚，目不能开，手不能触，头大如斗，起小水泡，渗出少量黄水。口干渴，喜冷饮，咽痛，大便干，舌苔黄厚，脉洪大而数。证属疫毒炽盛，邪蕴血分。治以清热解毒、凉血消肿之剂。普济消毒饮加减治之。

处方：

银花30克　连翘15克　川黄连6克　蝉蜕12克　炒牛蒡子12克　板蓝根12克　菊花12克　马勃10克　天花粉12克　玄参10克　生地12克　黄芩10克　丹皮9克　大黄9克　甘草6克

方以银花、连翘、炒牛蒡子、菊花辛甘寒明目，疏散风热，清热解毒；黄芩、黄连泻火解毒；玄参、马勃、蝉蜕、板蓝根、天花粉、甘草清利咽喉，解毒消肿；生地、丹皮凉血解毒；大黄泻火通热于下。

二诊：服药2剂，热势即退，局部红肿消减，水泡已干，颜色转暗，压痛减轻，尚有余热稽留，拟清热凉血解毒之剂，以清余热。

处方：

银花30克 连翘15克 川黄连6克 炒牛蒡子12克 菊花12克 板蓝根12克 玄参10克 桔梗10克 蝉蜕12克 生地10克 甘草6克

三诊：服上方2剂，症状全部消失。

【按】大头瘟多发于冬春两季，除具有外感表证外，以头面部红肿为特征。陈平伯《外感温热篇》中说："风温为病，春月与冬季居多，或恶风或不恶风，必身热咳嗽烦渴。"又说："风温证，身热咳嗽，口渴胸痞，头目胀大，面发疱疮者，为风毒上壅阳络，当用荆芥、薄荷、连翘、玄参、牛蒡、马勃、青黛、银花之属，以清热散邪。"此证治实为普济消毒饮之化裁也。本病例属外感风热血分蕴热兼感疫邪而起。按普济消毒饮原意，入芩、连、大黄以泻热毒，疫邪初起，因恐耗血动血，故宗叶天士意，而直须凉血散血，加生地、丹皮之属，服4剂病瘥。

眩　晕

眩晕外感者少见，而以水不涵木、肝火内动、气血亏虚夹痰者多矣，而大出血所致者，尤当警惕。治疗应有耐心，注意阴阳平衡，忌用辛温发散、苦寒败胃之品。大出血之眩晕，必倍黄芪或单服独参汤以救之。

肝风侮脾　痰湿中阻

患者宋某，女，40岁，教师。

患者素有眩晕，经期尤甚。发作时，如坐舟船，似履棉絮，悠悠然不知所向。且恶心欲呕，汗出，心悸，嗜卧，闭目惺惺，耳如蝉鸣。经西医检查，定为"梅尼埃病"。服药罔效。近两月眩晕加重，不能看书，胃脘有逆气，上冲时摇摇欲倒，面色苍白，食欲不振，口苦耳鸣，大便干结，舌淡苔黄微腻，脉弦滑。证属肝风侮脾，痰湿中阻。治以平肝和胃、健脾化痰之剂。

处方：

半夏9克　天麻9克　白术12克　茯苓10克　白芍12克　钩藤12克（后下）　杭菊花12克　枳实10克　陈皮9克　竹茹12克　生姜3片　大枣3枚　甘草5克

湿痰壅遏，非半夏、天麻不除，二者合用可以燥湿化痰，平肝息风；肝风上扰，故用白芍、钩藤、菊花以平肝降逆，清头明目；脾为生痰之源，故以白术、茯苓、枳实、陈皮、大枣、甘草健脾补中，祛痰利气，杜痰之来路；竹茹清热止呕；生姜降逆和胃。

二诊：服上方5剂后，头晕稍减，呕吐亦止，能够起床活动。仍感疲乏倦怠，纳少，梦多，脉弦，右关缓略见滑象。此乃心脾俱虚之候，循此继进，为平肝和胃、健脾补气、养心安神之剂。

处方：

半夏9克　天麻8克　党参10克　白术12克　当归10克　白芍12克　菊花10克　炒枣仁12克　龙齿12克　竹茹12克　茯苓12克　陈皮9克　焦三仙各12克　生姜3片　甘草5克

三诊：进上方5剂后，诸症均减，食纳渐增，精神好转，已能看书，尚见耳鸣。遵上方加石菖蒲12克以开心窍，聪耳明目。

四诊：服上方3剂，诸症消失，体力渐复。继服2剂善后，并嘱其适当休息，略事工作。

【按】眩晕一症，前贤各有创见。如刘守真谓"无风不作眩"，朱丹溪谓"无痰不作眩"，张景岳则云"无虚不作眩"，都是经验之谈。临证时不可圉于一家之见，而胶柱鼓瑟也。许老意以为，风、痰、虚之说，盖言其要略耳。大匠示人以规矩，无有面面俱到者，矧其并不执一乎。如风眩之作，无有不夹痰者；虚眩之作，能无生痰乎；痰眩之发，则或夹虚或夹风，甚或三因并存。此种情况，见者良多，验诸本案，病既有肝风时作，又兼痰湿中阻，如参术草枣、枣仁归芍之类又为何设？病家所以愈者，得治病之全矣。临证万勿拘于一格，自缚手足。

鼻　衄

《素问》云："阳热怫郁，干于足阳明而上热甚，则血妄行为鼻衄也。"鼻衄有表寒里热之分，亦有酒色内伤水不制火者，当分与图治。有发热日久不愈，从衄而解者，不必虑也。

肝郁化火　木火刑金

患者冯某，男，18岁，学生。

两日前突患头痛头昏，口干渴，每日上午尤甚，午后即自行缓解。1周前，头痛加剧，随即出现鼻衄，血量甚多。头痛止时，鼻衄亦止。如此反复，发作无时，经口服西药、肌注针剂治疗，衄血仍未止，故前来就诊。诊知近日头痛、头晕目眩加重，衄血量多，而有血块，口干喜冷饮，小便短赤，面色苍白，舌苔黄，脉数而芤。证属肝郁化火、木火刑金之鼻衄。治以清肝肃肺、凉血止血之剂。

处方：

白芍12克　生地20克　黄芩9克　菊花10克　乌犀角6克（先煎20分钟）　当归12克　麦冬12克　栀子炭9克白茅根30克

方中白芍、黄芩、菊花可清肝肺之火；当归养血；麦冬、生地清热凉血；乌犀角泻肝火而止衄；白茅根清肺热以止血；栀子炭清三焦曲直之火而止衄血。

二诊：服上药3剂，鼻衄已止，头痛眩晕大减，舌苔淡黄，脉芤而数。仍依上方加丹皮6克，童便1盅（分2次兑服），嘱服3剂。

三诊：鼻衄未见再发，头部微觉不适，口鼻乏津，鼻涕黏稠，舌苔白，脉已不芤。拟养阴清热，凉血止血。

处方：

当归12克　生地12克　生白芍12克　玄参10克　天冬10克　菊花10克　白茅根12克　藕节15克　炙甘草5克

四诊：服上方5剂，诸症消失。随访2次，鼻衄一直没有复发。

【按】严用和云："盖肺主于气，肝藏于血，邪热伤之则血热，血热则气亦热，血气俱热，随气上逆，故为鼻衄。"由此可知，鼻衄之发，非拘见于外感风温和阳明胃热等证，亦有肇端于肝肺之热者。本案即是一很好例证，病由肝郁化火，木火刑金而然，因鼻衄日久，去血过多，遂见有阴虚之象。故治疗时，除清肝肃肺、凉血止血以外，亦须顾及阴虚血亏，当归、白芍之类即所以为此而设也。阴虚生热，虚火上扰，最易冲犯鼻窍，而使鼻衄复发，故后又加童便以导其虚火下行，玄参、天冬养阴兼清其虚泛之火。最后，终于使火退衄止，诸症消失，病不复发。

牙　痛

足阳明胃之脉络贯于上齿，病则喜寒饮而恶热饮；手阳明大肠之脉络贯于下齿，病则喜热饮而恶寒饮。若恣食肥美、贪酒，致湿热上攻，则牙齿生虫或出血，甚则动摇脱落。大抵牙床疼痛多属风火，齿根动摇多属肾虚。凡用细辛治齿痛者，古人云不超五分之量，过则气闷，临证常可用至二钱至三钱，但必伍石膏四倍于细辛之量，以抑制细辛之副作用。

阳明积热　邪火上攻

患者刘某，女，中年，干部。

牙痛已4天，面颊发热、肿痛，牙龈红肿溃烂，牙痛牵掣同侧头痛，遇热痛重，大便干，口干舌燥，舌红苔黄，脉滑数。证属阳明积热，邪火上攻。治以清胃泻火、解毒消肿之剂。

处方：

生石膏18克　知母12克　银花20克　连翘12克　蒲公英15克　玄参10克　生地10克　黄芩10克　熟军8克　甘草5克。

石膏甘寒，泻胃火而透肌热；知母苦寒，清胃火以生津，质润以滋胃燥；生地、玄参清热凉血，滋阴而治上焦之火；蒲公英清热解毒，消肿排脓；熟军荡涤肠胃之实热；黄芩治热毒痛肿有显效；银花、连翘清热解毒，散结而消肿；甘草调和诸药解百毒。

服上方3剂，病愈。

【按】齿为骨余髓标，其症多主阳明。肾虚可见齿痛，阳明热盛亦可致齿痛。大抵风冷湿热，乘人之虚而入，与牙齿间气血撞击而然。其痛而兼肿者多为湿热壅盛所致，若兼口臭龈烂，则为风热。虫痛者多由湿热而生。又有阴虚、血虚致成牙痛者。据症求因而别之，如《医林绳墨·卷四·牙痛》谓："肾虚而牙痛者，其齿枯；阴虚而牙痛者，其齿涸；血虚而牙痛者，其齿痒；火而牙痛者，其齿燥；虫蚀而牙痛者，其齿长。"简言之，火牙痛多不可忍，虫牙痛多时痛时止，血虚性牙痛多隐而缓，实热牙痛多剧而猛，寒性牙痛多恶冷。大抵暴发者多宜清热祛风，久病者多宜滋养阴血。本例病属阳明积热上攻齿络而然，治宜泻火滋阴，解毒消肿。俾热去毒解，痛自可止，3剂病已瘥。

另有验方：

（1）祛虫止痛漱口良方：治虫牙痛，牙齿有虫眼。

小麦1大把（炒黄）　槐枝7~8段　花椒9克

水煎漱口即止痛。

（2）止痛漱口煎：治风牙痛，牙痛牵及头痛。

白芷3克　芫花3克　细辛3克　薄荷3克　苍耳子3克（炒）　川椒3克

水煎漱口。注意不可下咽。止痛作用较快。

（3）辛椒散：治虫牙剧烈疼痛。

鸡内金3克　青盐3克　细辛2.6克　川椒7粒

上药共为细末，搽牙痛处，痛即止。再痛再搽，日数次。

（4）止痛姜雄散：治遇食冷物即牙痛。

干姜20克　明雄黄10克

共研细末搽患处，日数次。

（5）牙痛立效方：治遇冷风即牙痛。

巴豆1个（去皮），将豆用绵纸包好，用线绑住，留9~10厘米长的线头，置酒内泡15分钟取出。左侧牙痛放右耳中，右侧牙痛放左耳中。注：用药后止痛甚快，耳前起一水疱无妨，一二日即可消退。巴豆置耳内勿超过5分钟，切不可放置时间过久。

（6）导热清胃汤：治牙痛剧烈，牙龈红肿，口干渴喜冷饮，大便燥结，小便红赤。

生石膏30克　知母12克　辽细辛3克　川大黄10克（酒炒后入）　元明粉10克（分2次冲服）

水煎温服。忌辛辣食物，勿饮酒。注：如服药后大便已泻2次，服第2煎药时可停冲元明粉。

（7）牙痛速效散：治火牙痛，牙龈红肿，食冷热食物均痛，坐卧不宁。

西瓜霜 10 克　京牛黄 1 克　元明粉 1 克　冰片 1 克

共研末搽患处，日数次，收效迅速。

（8）清胃汤：治风火牙痛牵引头痛，口干发热，牙龈肿硬。

生石膏 30 克　知母 10 克　防风 9 克　细辛 3 克　白芷 6 克　川军 10 克　元明粉 6 克（冲服）　生地 9 克　荆芥 9 克

水煎服，早晚各 1 次。忌食辛辣之味。

（9）牙痛效方：治吃冷饭热饭牙均痛。

蛇蜕 2 克　烧酒 1 大盅

将酒点着，将蛇蜕置酒内，5 分钟以后把火吹灭，去蛇蜕，用酒漱口，痛即止。痛时再漱。

（10）哭来笑去散：治各种牙痛。

雄黄　白胡椒　良姜　荜茇　细辛　麝香　火硝　乳香各等份。

上药共研细末，吹鼻中，痛立止。

（11）牙痛药膏：治牙痛坐卧不安，牙龈肿，吃冷热食物都痛。

松香 1 块如枣大　白酒 1 盅

将白酒兑入松香内点着成膏状，摊油纸上，贴患处，1～2 小时即止痛。

（12）一笑散：治牙痛、牙龈红肿。

元明粉 3 克　冰片 0.3 克　火硝 6.2 克　明雄黄 0.6 克

上药共研细末，以瓶贮存备用。用时搽患处。

齿衄

齿衄为胃火上炎，血随火动所致。齿衄有虚实之分。虚火齿衄难疗，治用加味地黄汤，若见寸脉浮大多属上盛下虚，酌用紫油桂以引火归原；实火易治少见，治宜芩连止血汤。

肾阴不足　虚火上炎

患者高某，女，青年，学生。

齿龈渗血已久，不红不肿不痛，稍按或刷牙即口中积血，说话时久，则口有腥味，唾则见血，齿浮不固，舌红，少苔，脉细弱。证属肾阴不足、虚火上炎之齿衄。治以滋阴益肾、凉血止血之剂。

处方：

当归12克　白芍12克　生地12克　玄参10克　旱莲草10克　何首乌12克　丹皮8克　阿胶12克　枸杞12克　知母9克　犀角5克（先煎）　女贞子9克　侧柏叶6克　甘草5克

方中何首乌、枸杞、女贞子、旱莲草、玄参、知母补益肝肾，滋阴降火，此为上病取下之法；当归、白芍补血敛阴；犀角、丹皮、生地、阿胶凉血止血，益阴清热；甘草泻火解毒。

服上方5剂即效，旬余齿衄大减，牙齿亦固。上方加减服10余剂而病愈。本案例属肾虚齿衄之重者，故用养阴滋肾药合犀角地黄汤而取效。

脾肾两虚　标本兼治

患者刘某，女，青年，护士。

齿衄已1年余，齿龈脓肿，无明显疼痛，咀嚼无力，用抗生素无效，腰酸腿软，月经后期，量少，经期齿龈脓肿加重，渗出脓液，心烦易怒，面部烘热，夜寐不宁，食欲不振，大便时稀时干，舌胖质淡，苔薄白，脉沉细。证属脾肾两虚之齿衄。治以补肾健脾、凉血止血之剂。

处方：

桑寄生 12 克　川断 12 克　枸杞 12 克　何首乌 12 克　茯苓 12 克　陈皮 9 克　砂仁 3 克　当归 10 克　白芍 12 克　生地炭 12 克　藕节 12 克　白茅根 12 克　丹皮 9 克　焦三仙各 12 克　广木香 5 克　甘草 5 克

方用桑寄生、川断、枸杞、何首乌益肾滋阴；茯苓、陈皮、砂仁、广木香、焦三仙、甘草健脾和中，理气醒脾；当归、白芍养血调经；生地炭、丹皮、白茅根、藕节清虚热泻阴火，凉血止血。

上方服用 1 周后，经期齿龈出血溢脓有好转，腰腿不软，食欲增加，咀嚼有力。继服上方 1 周，症状全部消失。

【按】齿衄之病，以胃火上炎者居多，此属实热证，清泻胃火即愈矣。然又有肾虚火动之齿衄者，又不可不察。张景岳尝云："肾虚而牙病者，其病不在经而在脏。""若齿牙浮动脱落，或牙缝出血而不口臭，亦无痛者，总属阴中之阳虚。"唐容川谓："肾虚火旺，齿害血渗，以及睡中流血，醒则血止者，皆阴虚血不藏之故。"盖齿为肾之标，骨之余，肾阴一亏，虚火上浮，故出现牙痛、齿衄、牙浮之疾。本案例属肾虚齿衄，兼脾虚纳少，故于补肝滋肾、健脾和中的同时，兼用凉血止血以治其标，病亦治愈。

汗　证

汗乃心液，卫气强，营血足，则不外泄。内伤杂证多见自汗盗汗，失之过多，则能消耗元气和津液，心亦为之衰弱。又有"亡阳"证大汗淋漓，便有虚脱之虑，汗出如珠、如油，乃元气耗散之绝证。另"汗出偏沮，使人偏枯"，尤当早为图治。

阴虚盗汗　当归六黄

患者秦某，男，45岁，干部。

每夜入睡后，常汗出浸被，为此夜间不敢入睡，心中烦热，口干而渴，便秘尿赤，唇干舌红绛，脉细而数。证属阴虚火旺之盗汗。治以滋阴降火敛汗之剂。

处方：

当归 10 克　生地 10 克　熟地 12 克　黄芩 9 克　黄连 5 克　黄柏 6 克　黄芪 15 克　天冬 12 克　白芍 12 克　生龙骨 12 克　生牡蛎 12 克　炙甘草 6 克

当归、生地、熟地、天冬滋阴养血以为君；三黄通泻邪热以为臣；黄芪固表强卫，补气止汗；龙骨、牡蛎、白芍滋阴敛汗以为佐；炙甘草补三焦而除虚热以为使。

二诊：服上药 3 剂，汗出量少，衣被不湿，夜亦得安寝。仍口渴，便秘尿赤，舌红，脉细数。此为阴液久亏，一时难复。原方扩充，以期应手。

处方：

熟地 12 克（砂仁水炒）　生地 12 克　当归 12 克　白芍 12 克　五味子 9 克　黄连 5 克　黄芩 9 克　黄柏 6 克　生龙骨 12 克　生牡蛎 12 克　麻黄根 12 克　浮小麦 15 克（炒）

共服药 10 余剂，汗止，寐安，渴轻，二便亦通矣。

此案为阴虚盗汗，由血虚精亏所致。治法宗壮水之主以制阳光，兼用治标之药，方用当归六黄汤加味。原方指征，治阴虚有火，盗汗发热，因方与证合，服 10 余剂而病瘥。

阳虚自汗　归脾加减

患者王某，男，54 岁，工程师。

左半侧头部、肢体时有汗出，已两年之久。进食、饮水或稍事活动，则汗出溱溱。平素不耐风寒，极易感冒，面色白，疲乏倦怠，夜不得寐，舌淡，苔白，脉浮虚无力。证属脾肺气虚、心气不足之自汗。治以益气健脾，固表止汗，佐以安神之剂。

处方：

黄芪12克　党参12克　白术12克　茯神12克　五味子8克　白芍12克　炒枣仁12克　生牡蛎12克　生龙骨12克　浮小麦12克（炒）　炙甘草5克　大枣3个（剖）

卫气固则能摄汗，方用黄芪、党参、白术、炙甘草、大枣平补肺脾，益气固卫，卫气足而汗自收；白芍、五味子、生龙骨、生牡蛎咸涩敛液止汗；浮小麦有养心止汗之力；茯神、炒枣仁养心安神而治不寐。

二诊：服药3剂，自汗减轻。偶因不慎又复感冒，恶风寒，鼻塞头痛。拟益气解表治之。

处方：

黄芪12克　党参12克　防风8克　菊花10克　陈皮8克　桔梗10克　甘草5克　生姜3片

方用黄芪、党参补气扶正，正气足则邪退；防风解表祛风，伍黄芪而止汗；菊花治风热之头痛；桔梗宣肺气而祛邪；生姜散体表之风寒；陈皮、甘草调中和胃理气。

三诊：服上方2剂，头痛稍轻，不畏风寒，仍时时汗出，夜寐欠安。此正气不复，心液不藏也。再投益气固表、敛汗安神之剂治之。

处方：

黄芪12克　党参10克　当归12克　白芍12克　麻黄根12克　白术12克　浮小麦15克（炒）　炒枣仁12克　生牡蛎12克　生龙骨12克　炙甘草5克　大枣3个（剖）

四诊：服上方5剂，左半身汗出已止，精神转佳，夜寐甚安，脉已和缓，较前有力。病虽已瘥，然半身汗出之症仍属可虑。经云："汗出偏沮，使人偏枯。"良有以也。嘱其多用食补，谨慎风寒，以防中风之患于未然。

【按】《素问·宣明五气》云："心为汗。"《素问·评热病论》云："汗者，精气也。"此言汗为心之液，精气之所化，所以不可过泄，泄则为病矣。汗之为病，其有数端，今只指其自汗与盗汗两种。《医学正传》云："夫自汗与盗汗者，病似而实不同也。其自汗者，无时而汗出，动则为甚，属阳虚，胃之所司也；盗汗者，寐中而通身如浴，觉来方知，属阴虚，荣血之所主也。大抵自汗宜补阳调卫，盗汗宜补阴降火。"此论虽简，但论盗汗自汗之机制、症状、治法，颇得要领。此案属自汗，由气虚阳弱所致，治宜补肺健脾，养心敛汗，方用归脾汤加减。阳虚自汗，脉虚缓，奄奄不起，惺惺不寐，此方即是对证要药，故此汗出两年之病人，亦得痊愈。

中　风

中风非外感之风，景岳所谓"内伤积损颓败而然"，"阴亏于前而阳损于后，阴陷于下而阳乏于上"，为中风致病之本。心肝肾三脏阴阳失衡，加之多种诱因即致本病。分在经在络，入腑入脏，分别治疗。

在经在络，风痰痹阻，宜秦艽活血汤；阴虚肝旺，风火上亢，宜羚羊天麻汤。入脏入腑，阳闭者，宜急服局方至宝丹两丸，醒后再服羚羊救急汤；如阴闭，先用苏合香丸，再用镇肝豁痰息风之剂。入脏入腑，脱证宜用急救参附汤；阴亏阳浮，真寒假热之戴阳者，用加味地黄饮子。凡卒中昏迷，痰声如锯，不省人事，预后多不佳，虽经急救，后遗症不能短期消除，如血压持续不降者，即有复中之可能。中风病人大都有先兆，如头眩、足轻、身上如虫行、健忘、打呵欠等，当早为图治。

关于补阳还五汤：此方为治疗中风后遗症属气虚血瘀者之首选方。原方黄芪为120克，许老在临证时多用至150克至180克，同时必加川牛膝以引血下行以防其壅。临证使用多所获验（宜先将黄芪熬至粥状兑服为佳）。

气虚血瘀　风痰阻络

患者刘某，男，60岁，农民。

眩晕1年余。去年夏天某夜，突然语言不清，舌根发硬，左半身不遂，喉间痰声辘辘，大便干结，舌质紫暗，脉弦虚。证属气虚血瘀，风痰阻络。治以益气活血、通络祛痰之剂。

处方：

黄芪90克　当归尾12克　赤芍10克　川芎9克　全蝎5克（炒）　红花10克　桃仁10克（去皮尖，炒）　地龙12克　川牛膝10克　天竺黄10克　橘红12克　胆星6克　菊花12克　半夏9克　火麻仁12克

方中重用黄芪性甘温以大补元气，固肌表，为君药；臣以归尾、赤芍、川芎活血止痛；佐桃仁、红花、地龙化瘀通络；天竺黄、胆星、半夏、橘红豁痰开窍；用全蝎镇惊，乃搜剔之品，搜风通络；菊花清利头目；川牛膝引血下行，防黄芪之壅滞；火麻仁润肠通便。诸药为伍，气旺血行，瘀去络通。

二诊：服上方10余剂，患侧较前灵活，语言亦清。配合针灸，取穴人中、地仓、合谷、太冲、环跳、肩髃、曲池、足三里等。再服汤剂。

处方：

黄芪120克　当归尾15克　川芎9克　赤芍10克　红花10克　桃仁8克（去皮尖，炒）　地龙12克　川牛膝10克生杜仲10克　秦艽10克　全蝎5克（炒）　钩藤12克　橘红12克　天竺黄10克　菊花10克

三诊：服药 8 剂，痰声消失，可慢步行走，脉较前有力。继服上方调理月余，已如常人。

【按】患者年值六旬，正气已虚，气不运血，脉络瘀滞，兼之痰浊内阻，蒙蔽清窍，故成头晕、偏废之证。治以益气活血、通络祛痰之剂，方用补阳还五汤加味，重用黄芪大补元气，再配通络祛痰活血之品。病虽突然，但治疗及时，故能较快痊愈，未留后遗症。

咳　嗽

肺主周身之气，形如华盖，五脏唯肺有表证，属金而畏火，喜润而恶燥。肺积邪热，感而为咳嗽，或内而脾湿、肾弱、肝火俱可累及于肺而发咳嗽。风寒咳嗽，宜服理肺止嗽汤；风热犯肺，肺失清肃，宜桑菊饮加味；风燥伤肺，宜清金固肺汤；脾虚湿聚，宜二陈汤加味；木火刑金者，宜用平肝泻火、清肺止嗽之剂；有温病伤及心肺，肺热痰壅，真阴被灼之肺胀胸高，咳嗽痰鸣，呼吸迫促，且有肝风内动之证者，最为危急，当予犀羚清营汤急救之，或用紫雪丹、安宫牛黄丸；肺痨咳嗽多始于肺，渐及于肝、脾、肾，但仍以阴虚为主，治宜《医学心悟》之月华丸加减，余则百合固金汤、八珍汤皆当参用。

外感风寒　杏苏加减

患者唐某，女，27 岁，工人。

咳嗽已 3 天。症见咳嗽频作，痰白易出，恶寒发热，鼻塞流涕，喷嚏连连，头身疼痛，无汗，口和不渴，舌苔薄白，脉浮滑。证属外感风寒，肺卫失宣。治以疏风解表、宣肺散寒之剂。

处方：

苏叶9克　炒杏仁10克　紫菀8克　桔梗10克　芥穗6克　百部6克　白前10克　橘红12克　甘草5克　生姜4片

方中苏叶、芥穗、生姜疏风散寒解表；炒杏仁、紫菀、桔梗、百部、白前、橘红宣肺化痰止咳；甘草调和诸药。

服药2剂，风寒即解，咳嗽立止。

风热犯肺　银翘加减

患者粟某，男，32岁，司机。

咳嗽1周。咳吐黄痰，黏稠难咯，口干而渴，咽喉疼痛，鼻流黄涕，汗出恶风，头痛，全身酸困，舌苔薄黄，脉浮数而滑。证属风热犯肺，肺失宣降。治以疏风清热、宣肺止咳之剂。

处方：

银花15克　连翘12克　炒杏仁10克　桔梗10克　芦根12克　菊花10克　薄荷9克　麦冬12克　炒牛蒡子12克　桑叶12克　甘草5克

方中银花、连翘、芦根、薄荷辛凉解表；麦冬润肺止嗽生津；牛蒡子苦寒入肺胃，散风宣肺；杏仁辛苦宣肺止咳；桔梗开肺利咽喉，宣泄上焦；菊花、桑叶苦甘寒，祛风散热；甘草调和诸药，配桔梗去咽喉之痛。

服药3剂病愈。

寒凉误伤脾肺　治以补肺健脾

患者赵某，女，50岁。

咳嗽痰白，量多质稀，胸闷食少，时有腹痛，大小便正常，舌苔白润，脉沉滑。现已病两月余。患者曾多次治疗，未见显效，病情逐渐加重，因求许老诊治。检视前服药方，率多石膏、大黄、黄芩之类。诊其寸口，脉来弦紧。证属肺脾两虚之咳嗽。治以补肺健脾、和胃化痰之剂。

处方：

党参 12 克　黄芪 12 克　白术 12 克　砂仁 6 克　橘红 10 克　焦三仙各 12 克　茯苓 12 克　半夏 8 克　炙甘草 5 克　生姜 4 片　大枣 3 枚（剖）

方中党参、黄芪健脾补气，气旺则痰湿可驱；白术、半夏、茯苓、生姜健脾燥湿，化痰和中；橘红理气化痰；焦三仙、砂仁、炙甘草、大枣甘平健脾和胃。

二诊：服上方 3 剂，咳嗽稍减，余无明显改善。

处方：

党参 12 克　黄芪 12 克　白术 12 克　茯苓 10 克　鸡内金 8 克　砂仁 5 克　半夏 8 克　橘红 12 克　谷麦芽各 10 克（炒）　炙甘草 5 克　生姜 4 片　大枣 3 枚（剖）

三诊：服药 3 剂，咳嗽好转，痰量减少，饮食增加。嘱再服 2 剂以善其后。

【按】肺主气，形如华盖。诸气皆属于肺，凡声之出入，气之呼吸，由肺司之。其性娇嫩，譬之如钟，非叩不鸣。风寒暑湿燥火自外撞之则鸣；七情所伤，饮食不节，自内击之亦鸣。此咳嗽之所作也。咳嗽虽为小恙，然咳之日久，最能损人气液，而人亦不觉，迁延病久，或治失其宜，则肺痿、肺痈、虚损劳瘵之症作焉。故医家当于初咳之际，断其鸣钟之具，所谓杜溃堤之蚁穴也。

另有验方：

（1）甘桔杏苏汤：治外感风寒咳嗽，喉痒声重，恶寒，身酸痛，咯痰不利。

紫苏叶 10 克　炒杏仁 10 克　荆芥 10 克　桔梗 10 克　川贝母 8 克　前胡 10 克　橘红 12 克　生甘草 5 克　生姜 3 片

水煎，早晚各服 1 次。

（2）理肺定咳汤：治久咳吐痰，胸痛。

炙冬花 10 克　紫菀 8 克　炒杏仁 9 克　川枳壳 8 克　糖

瓜蒌10克　炙百合10克　白桔梗10克　天冬10克　清半夏9克　炙甘草6克

水煎，早晚各服1次。

（3）养阴固肺汤：治咳嗽吐痰带血（肺结核空洞之吐血）。

熟地10克　生地10克　炙百合12克　桔梗10克　藕节15克　花蕊石10克　沙参10克　玄参9克　麦冬10克　炙甘草6克　广橘红10克　川贝母8克

水煎服，日2次。

（4）化瘀止血汤：治咳嗽，痰中带血（对支气管扩张之吐血屡用屡验）。

藕节30克　花蕊石15克（煅）　麦冬10克　阿胶12克（研末，分2次冲服）

水煎，早晚各服1次。

（5）梨贝煎：治肺燥之咳喘，咳嗽气短，久咳不愈，入冬即犯，大便干。

川贝母12克（去心研末）　秋梨1个（剖，去核）

将川贝末放入梨内，用线扎好，放锅内蒸熟食之。隔日1次。

（6）止咳效方：治感冒后内热未净，咳嗽吐痰不利，胸闷，大便干。

白萝卜120克　秋梨60克　蜂蜜10克　川贝母12克

水煎服。

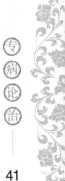

咳　喘

喘证多属肺肾两虚，复感外邪，气机升降失宜而致。风寒束肺，宜麻杏定喘汤；痰浊壅肺，宜二陈汤加味；肺气本虚，气无所主，宜补肺定喘汤；肾不纳气之虚喘，俗谓"入冬劳"，地黄汤加味或以丸药缓图之，药用熟地45克，山萸肉30克，云苓30克，丹皮25克，山药30克，泽泻24克，蛤蚧1对，胡桃仁45克，高丽参30克，黄毛鹿茸12克，菟丝子25克，炮附子20克，紫油桂20克，五味子30克，百合30克。此方宜年老体弱、肾阳偏虚之人，于每年霜降至立春间服用为好。

内饮外寒　小青龙汤

患者许某，男，47岁，干部。

每至立冬即咳喘不已。近3年来发作频繁，严重时常年难已。曾多方服药治疗，虽有好转，但逢时又发，因来就诊。症见咳喘频频，痰多稀白，气短乏力，动辄喘促自汗，以致不能工作。3天前又感受风寒，咳喘大作，喉中痰鸣，时欲作呕，日甚一日，气喘不得卧，神疲肢倦，饮食大减，舌苔白，脉浮紧而滑。证属内有痰饮，外受寒邪。治以解表散寒、定喘化痰之剂。小青龙汤加减。

处方：

炙麻黄5克　桂枝6克　五味子8克　姜半夏9克　细辛1.5克　桔梗10克　炮姜6克　炒杏仁10克　白芍10克　甘草5克

内外合邪，法当双解。方以炙麻黄、桂枝解表散寒，宣肺平喘，桂枝配芍药解肌，调和营卫；炮姜、细辛以温化水饮，兼以散寒；半夏燥湿化痰，蠲饮降浊；五味子敛肺止咳，可防肺气耗散太过；杏仁、桔梗宣肺降气，止咳平喘；甘草缓麻、桂、姜辛温之性。

二诊：服上方5剂后，咳喘减轻，可以平卧，喉间痰鸣、吐痰皆有好转。宗上方再进5剂。

三诊：喘咳平息，食纳增加，精神好转，喉间痰鸣，此乃痰饮之源未竭也。法宜培土健脾。上方加党参12克，白术12克，茯苓10克。继服4剂，诸症完全消失。随访3年，未曾复发。

【按】本案属内饮外寒之证，素有咳喘之人，正气已虚，一感外邪，伤皮毛，蔽肺气，停于心下，而上下之气为之不利矣。于是喘咳呕满，相因而见。治疗以小青龙汤加味。病当内饮外寒扭结不解之际，若单纯解表则水饮不化，只顾化饮则外邪难解，有是证亦当用是药，置咳喘之标于不顾，亦非善治，故有杏桔参之。如此，解表化饮、宣肺定喘并进，外邪得解，内饮蠲化，咳喘可臻平息。

久咳伤肺　气阴两虚

患者李某，男，50岁，石匠。

咳喘已20年，曾经多处求医，中西医并治，只取效一时或不效。就诊时见咳喘时作，咽喉不适，痰多不利，自汗畏风，每遇寒冷季节咳喘复发或加重。口干舌燥，咳声低微，甚则喘咳不得卧，舌质偏红，脉滑而弱。证属肺气虚弱，肺阴不足。治以补肺益气、止咳定喘之剂。生脉散加减。

处方：

人参6克　麦冬12克　五味子9克　冬花9克　炒杏仁9克　桔梗9克　枳壳9克　半夏9克　百合12克　橘红12克　炙甘草6克　竹沥膏1瓶（分2次兑服）

方中人参、麦冬补养气阴；五味子收敛肺气；百合、竹沥膏、冬花润肺止咳，化痰定喘；桔梗、枳壳、炒杏仁宣肺宽胸，理气止咳；半夏、橘红化痰理气；炙甘草补三焦，调和诸药。

二诊：服上方3剂，胸中舒畅，咳喘气短稍轻。仍宗原方继服。

三诊：服上方10余剂，咳喘即见好转，可以平卧，但遇寒冷即有反复，余症尚好。上方加茯苓9克，以固脾气。

四诊：服上方5剂，诸症基本消除。为巩固疗效，再配丸药继服。

处方：

人参30克　麦冬30克　五味子24克　桔梗18克　冬花30克　百合30克　川贝母24克　茯苓21克　炒杏仁24克　橘红30克　白芍18克　半夏21克　炒葶仁24克　炙甘草15克

上药共研细末，炼蜜为丸，每丸重9克。每服1丸，日服2次，白开水送下。

共服丸药2月，诸症痊愈。随访20余年，无论天气变化如何，亦从未复发。

【按】本案属久咳伤肺、气阴两虚之证，虚证唯补之而已，方用生脉散加味，补气养阴，宣肺定喘。俟咳喘平息，即拟丸药巩固疗效，俾廿年宿疾，短期内治愈。

肾不纳气　补肾纳气

患者牛某，男，72岁，商人。

咳喘气促已30年，遇冷即发，呼多吸少，喘不得卧，动辄喘甚，气不得续。严重时肢体浮肿，小便不利，心悸不宁，汗出肢冷，痰白而稀，形体消瘦，舌质淡，脉沉细。证属肾不纳气，肺气不足。治以补肾纳气、益肺定喘之剂。

处方：

熟地9克　山萸肉9克　五味子9克　菟丝子9克　炮附子6克　桂枝6克　党参9克　茯苓9克　泽泻6克　枸杞9克　丹皮9克　麦冬9克

方中熟地、山萸肉、枸杞、五味子、菟丝子补肾纳气；丹皮、麦冬养阴；炮附子、桂枝温运阳气，党参补脾益气；茯苓、泽泻淡渗利水。诸药补中寓泄，相辅相成，可收补肾温阳、纳气定喘之效。

服上方 40 余剂，咳喘大减，尚能轻微活动，饮食尚可。因患者病程较久，非短期汤剂所能奏效，拟补肾纳气、标本兼顾之丸药以缓图之。

处方：

熟地 30 克　山萸肉 30 克　人参 30 克　五味子 24 克　核桃仁 30 克　茯苓 18 克　丹皮 15 克　泽泻 15 克　紫河车 15 克　山药 24 克　百合 30 克　桔梗 24 克　麦冬 30 克　紫油桂 15 克

上药共研细末，炼蜜为丸，每丸重 9 克。每服 1 丸，日服 2 次。

服丸药 2 月余，咳喘渐得平复。

【按】咳喘之证，大都发于一脏，而以肺为最，《素问·至真要大论》所谓"诸气膹郁，皆属于肺"是也。治疗喘证当首辨虚实。外邪、痰浊、肝郁气逆等壅遏肺气而喘者，属实；久病之人，肺气虚弱，精气不足，肺肾出纳失常者，属虚。因肺居高位，为五脏之华盖，职司呼吸，外合皮毛，故外邪侵袭，以及他脏病气上犯，皆可致肺失宣降，肺壅气逆，而为咳喘；若肺气素虚，则气无所主，可见少气不足之咳喘。肾主纳气，为气之根蒂，若肾气不固，摄纳失常，则气不归原，阴阳不相维系，气逆于肺而咳喘。又如脾经痰浊上干于肺，中焦气虚，肝逆乘肺，亦能致喘，兹不赘及。喘证之虚实，欲辨之者，诚如张景岳所云："实喘者，气长而有余；虚喘者，气短而不续；实喘者，胸胀气促，声高息涌，膨膨然若不能容，惟呼出为快也；虚喘者，慌张气怯，声低息短，皇皇然若气欲断，提之若不能升，吞之若不相及，劳动则甚，而惟急促以喘，但得引长一息为快也。"临证之时，切勿以实为虚，以虚为实，而犯虚虚实实之戒。本案中病人年高久病，肺气虚弱，久咳及肾，肺肾俱病，气不归原，逆气上奔，而致咳喘。治法肺肾兼顾，而尤重于调补肾阴肾阳，首用汤剂扶正祛邪，继用丸药缓缓图之，此亦补肾纳气之一良法也。

咳　血

咳血不离肺，肺赖肾水滋养。肺失滋润，外感燥气，阳络受损，即发咳血，宜宣肺清金汤治之。肝火迫肺亦时有之，宜平肝固肺汤。肺痨之肺空洞咳血者，平时服月华丸、八珍汤、麦味地黄汤，并用藕节60克、百合30克、薏米60克、白山药90克、粳米30克熬粥，早晚服之。

年高脏衰　虚火灼肺

患者李某，男，72岁，干部。

近10余天来，咳喘咯痰，痰中带血，偶尔口吐纯血，色暗红，胸部隐痛，咽喉干痛，头晕疲乏，形体消瘦，不思饮食，舌红，脉细数。证属肺肾阴亏，虚火灼肺。治以养阴润肺、治咳止血之剂。

处方：

炙百合10克　麦冬12克　人参5克　瓜蒌12克　桔梗10克　橘红12克　冬花12克　川贝母9克　当归10克　白芍10克　阿胶12克　生地炭10克　藕节15克　三七参5克（研细末，分2次冲服）　枳壳10克　熟地12克　甘草5克

方中百合、麦冬养阴润肺，生津止嗽；熟地滋肾阴；当归、白芍养血和阴；贝母、桔梗、橘红、冬花、瓜蒌、枳壳清热润肺化痰，宽胸利膈止痛；藕节、三七参祛瘀止血；阿胶、生地炭凉血止血；人参补肺生津；甘草调和诸药，配桔梗利咽喉。

二诊：服上方3剂，咳血吐血量明显减少，咽喉已不痛，

唯食欲尚不振。上方加焦三仙各 12 克、佛手 12 克以健脾和胃，拟服 3 剂。

三诊：咳血吐血已止，饮食较前增加，精神渐佳，病情已趋稳定。为巩固疗效，嘱再服 3 剂，配合饮食调理。

【按】《血证论》说："肺为娇脏，无论外因内伤，但一伤其津液，则阴虚火动，肺金被刑，金失清肃下降之令，其气上逆，嗽痰咳血。"又说："盖肺金火甚，则煎熬水液而为痰，水液伤，则肺叶不能腴润下垂，其在下之肝肾，气又熏之，肺叶焦举，不胜制节，故气逆为咳。"咳血日久，气血两伤，血为气之守，气得之则静谧，气虚则血脱，故见吐血。本例咳血吐血，以咳血为主，因年高肺肾阴虚，虚火灼肺而然。故治宜滋阴、润肺、祛瘀、止血、理气、化痰、补虚、养血、健脾，酌其病情，次第用之，服药 9 剂病愈。

吐　血

嗜酒过度，胃蕴邪热，脉络瘀阻，或暴食暴饮，脾胃升降失调，蕴而生痰生火，胃络受损而血外溢，宜用归地黄连汤。郁怒伤肝，肝火犯胃而气逆血奔，宜泻肝益胃汤。如暴吐血，血出如涌，宜犀角地黄汤加三七参、童便。吐血过多，六脉微细无力，面白，大汗出，四肢冷，宜急服西洋参 15 克，或服当归补血汤。若用凉血止血药血不止者，为虚火上逆，宜降逆止血。

血者，寒则凝聚，热则妄行，与心肝脾有密切关系。清心火、养肝血、健脾胃乃是正着。治吐血宜行血兼以理气，不宜骤止，止则血凝，血不循经而气逆上壅也；行血则血循经络，不止而自止矣。经云："五脏者，藏精气而不泻也。"肝藏血，肝失其职，故吐血。养肝则肝气平而血有所归；伐肝则肝虚不能藏血，血不止矣。人身之血流如江河之水，寒则结冰，热则流散矣，故有温运中焦止血之法。另"气有余便是火"，宜降气不宜降火。气降则火降，火降则气不上升，血随气行而无溢出上窍之患矣。滋阴降火药多寒凉，苦寒多伤胃，滋阴多腻胃，胃气伤则脾不统血，血无归期，故施方遣药应顾虑图全，不得孟浪行事。

虚火灼伤肺络　治以壮水制火

患者韩某，男，30岁，店员。

平时咳嗽、痰中带血已有1年之久。近1周吐血量增多，痰呈绿色如脓，味腥臭，咽喉燥痒，午后发热，两颧发红，盗汗，神情疲惫，萎靡不振，口干少津，脉虚芤而数。西医诊断为肺结核。证属阴虚火旺，灼伤肺络。治以壮水制火、润肺化痰、凉血止血之剂。月华丸加减。

处方：

生地黄12克　天冬10克　麦冬12克　山萸肉10克　山药12克　丹皮6克　川贝母10克　橘红12克　枸杞10克　阿胶12克（烊化）　藕节18克　童便1盅（不必另煎，以免失效，兑服即可）

方中山萸肉、枸杞、山药滋阴补肾；天冬、麦冬润肺清金；贝母、橘红化痰止咳；生地、丹皮、阿胶清热凉血止血；藕节化瘀止血；童便清虚热，引火下行。

二诊：服6剂后，吐血减少，略觉胸痛，咳嗽盗汗，骨蒸潮热不减，此乃火灼肺阴太甚矣。前方既效，率由旧章，滋阴润肺，增益宽胸止痛之品。

处方：

生地黄15克　麦冬15克　白芍12克　丹皮6克　瓜蒌12克　地骨皮12克　桔梗10克　藕节18克　阿胶12克（烊化）　茯苓10克　甘草5克

三诊：服上方 5 剂，吐血胸痛已止，盗汗减少，每于下午 4 点发热，口干，咳嗽频作，食欲不振。前方增损继服之。

处方：

生地 10 克　山萸肉 10 克　天冬 10 克　川贝母 10 克　百合 12 克　橘红 12 克　地骨皮 12 克　焦三仙各 12 克　佛手 12 克　白芍 12 克　浮小麦 15 克（炒）　甘草 5 克

四诊：服上方 10 剂后，食欲增加，咳嗽吐痰明显减少，精神尚好，骨蒸潮热稍退，盗汗已止。拟服下方 10 剂。

处方：

生地 10 克　丹皮 8 克　当归 10 克　地骨皮 12 克　银柴胡 10 克　阿胶 12 克　天冬 10 克　百合 12 克　炙鳖甲 15 克　茯苓 10 克　玄参 10 克　橘红 12 克　甘草 6 克

五诊：骨蒸潮热已愈，但每至黎明尚见阵咳，少痰，精神渐振，余无不适。拟养阴清肺、补益脾胃之药，用月华丸加减善后，以固其本。

处方：

西洋参 10 克　白术 30 克　茯苓 30 克　当归 40 克　阿胶 35 克　丹皮 15 克　天冬 20 克　熟地 50 克　山药 20 克　砂仁 10 克　三七参 20 克　麦冬 30 克　白芍 25 克　玄参 30 克

上药共研细末，炼蜜为丸，每丸重 9 克。每早晚各服 1 丸，白开水送下。

【按】本例吐血，由咳血发展而成，病虽在肺，而实与肾相关。盖肾脉从肾上贯肝膈，入肺中，此肺肾相连，病则俱病矣。久咳之人，损伤肺金，必下汲肾水以自救，因而肾水亦亏；水亏则火旺，循经上迫于肺，肺阴愈伤。如此，母子同病，金水不能相生，故见咳血吐血、骨蒸盗汗之症作焉。故治疗上应标本兼顾，母子共济，壮肾水而制阴火，益阴润燥，清热止血，俾金水相承，热清而血止。肺之不足，因于内伤，一因阴火燔灼，一因土不生金。盖土为万物之母，执中央以运四旁，饮入于胃，上输于脾，土气旺则肺气自旺。故终取程钟龄月华丸意，滋阴保肺，培土生金，为丸常服以善其后。

热毒内蕴动血　犀角地黄加减

患者郑某，男，37 岁，工人。

夏月芒种炎热之令初诊，主诉 7 天前突然发热，一次吐血半碗之多，烦躁谵语，神志昏迷，头晕目赤，口干，小便短赤，大便秘结，舌质红，苔黄厚，脉洪大而数。证属热毒内蕴，动血妄行。治以清热解毒、凉血止血之剂。

处方：

乌犀角 9 克（先煎 20 分钟）　粉丹皮 9 克　鲜生地 30 克大青叶 10 克　赤芍 10 克　银花 25 克　黄芩 10 克　麦冬 15 克　栀子炭 9 克

药前，先将京墨 6 克研细末用水炖化，兑童便半碗服之，两小时后再服上方汤剂，共服 3 剂。

方以犀角、生地清热凉血止血，治热入营血之神昏谵语甚捷；赤芍、丹皮凉血散瘀；银花、大青叶清热解毒而凉血；黄芩、麦冬清上焦之火热；栀子炭清热而止吐衄。本方为清热解毒之主方，凡属血分有热，血不循经以致出血者，用之疗效颇佳。

二诊：烦躁发热减轻，神昏谵语有好转，吐血减少，口仍干渴，舌苔黄厚，脉洪数。继服清热解毒、凉血止血之剂。上方加玄参 12 克、郁金 10 克以滋水清热，调气行瘀，降火凉血，既可止血又无留瘀之弊。

三诊：依上方服 3 剂，发热明显消退，神识已清，吐血渐止，大便仍然干燥，脉沉数。再拟清热解毒通便之剂治之。

银花 20 克　大青叶 10 克　板蓝根 9 克　丹皮 10 克　鲜生地 15 克　川军 8 克　元明粉 5 克（分 2 次冲服）　玄参 10 克　麦冬 15 克　赤芍 10 克　花粉 12 克

四诊：服上方 3 剂，热退身凉，吐血已止，大便下燥屎甚多，饮食尚可。继用上方去川军、元明粉，服 10 余剂后，诸症痊愈。

【按】本例吐血，病系温热之邪由气分内陷营血，热毒蕴内，迫血妄行所致。方用犀角地黄汤加减以清热解毒，凉血止血。吐血既止，即用釜底抽薪之法再攻。因热邪伤津而致大便燥结，如不去之，热邪势必愈亢而再度出血，故继用硝黄承制之。燥屎一去热退身凉，继服清热滋润之剂调理而瘥。

另有验方：

（1）止血立效方：治胸闷口干，突然大口吐血，来不及服药者。

京墨 30 克

用水炖开，兑童便 1 盅服。

（2）五汁止血丸：治血热妄行，咳痰带血，或吐血成块，无论新久皆效。

雄猪肺 1 具（不落水，去筋膜）　梨汁　藕汁　青甘蔗汁　茅根汁　百合汁各 1 盏

将猪肺和以上各汁用砂锅煮烂，滤去渣，再将药汁煎熬如胶，加白莲藕粉、薏苡仁粉、粳米粉、川贝母粉各 25 克，人乳 1 盏，共捣为丸。早晚用淡盐汤送下 12 克。

（3）养阴凉血汤：治大口吐血，胸部痛。

生地 15 克　藕节 15 克　郁金 6 克（捣）　降真香 6 克（锉末）

水煎服，京墨 1 盅为引。

（4）归芎止血汤：治跌打扑损，败血流入胃脘，呕吐黑血如豆汁者。

当归 12 克　川芎 8 克　白芍 12 克　芥穗炭 8 克　三七参 6 克（研细末，分 2 次冲服）　生地炭 10 克

清水两盅，酒半盅，煎至八分，不拘时服。

肺　痈

此病多由外感风热之毒，蕴蒸于肺，热壅血瘀，血败化脓，郁结成痈。感外邪而诱发，以咳嗽胸痛、咳吐脓血腥臭为主症。因风热袭表，肺气壅滞者，宜银翘散加减；热毒壅肺者，宜葶苈大枣泻肺汤加味；热壅血败溃脓，宜银翘苇茎汤。治肺痈宜于未成脓时用药，见效迅速；若已成脓，必须活血排脓，清热解毒，方能治愈。

风热客肺　温而成痈

患者姚某，女，50岁，家务。

咳吐腥臭脓痰1周，恶寒发热，身热灼手，汗出浸湿衣衫，咳嗽痰黏，不易咯出，呼吸气促，咳引右胸部疼痛，舌苔薄黄，脉滑数。经西医诊治，血常规：白细胞总数16000/立方毫米，中性80%。肌注青霉素、链霉素未见显效。证属外感风热，热毒蕴结，灼肺成痈。治以疏风散热、清肺化痰、消痈散结之剂。

处方：

银花20克　连翘12克　芦根18克　炒杏仁12克　桔梗10克　黄芩9克　炒牛蒡子12克　橘红12克　瓜蒌15克　柴胡9克　甘草5克

方中银花、连翘辛凉解表，清热解毒；柴胡、黄芩性苦寒，清肺泄热；芦根、炒牛蒡子疏散风热利咽喉；瓜蒌、桔梗、橘红、炒杏仁宽胸理气，止咳化痰；甘草配桔梗名桔梗汤，功能排脓解毒。

二诊：服上方3剂，恶寒即止，发热减轻，仍有胸痛，咳嗽痰多，腥臭味渐消，舌苔转薄白，脉滑数。再拟清热解毒、宽胸排脓治之。

处方：

银花20克　连翘12克　芦根20克　桔梗10克　炒杏仁10克　瓜蒌15克　川贝母10克　橘红12克　麦冬12克　枳壳10克　甘草5克

三诊：咳嗽减轻，脓痰减少，口干少饮，肺经蕴热渐退。再拟润肺止咳、清热化痰、宽胸止痛之剂。

处方：

瓜蒌12克　枳壳10克　橘红12克　川贝母10克　麦冬12克　银花15克　连翘12克　桔梗10克　炒杏仁10克　甘草5克

服上方3剂，肺中蕴热已清，诸症痊愈。

【按】《类证治裁·肺痿肺痈》中说："肺痈者，咽干吐脓，因风热客肺，蕴毒成痈，始则恶寒毛耸，喉间燥咳，胸前隐痛，痰脓腥臭……脉滑数有力者是也。"本例肺痈，亦属风热客肺，热毒不解，蕴而成痈。许老用银翘散合桔梗汤加减出入治之，方虽平常，亦能获效也。

另有验方：

消痈化痰汤：治肺痈发热胸痛，咳嗽吐痰腥臭。

银花20克　薏苡仁30克　芦根18克　瓜蒌12克　桔梗9克　生甘草5克

水煎服，早晚各1次。

痰　饮

痰饮者，水湿为病也，当责之中阳素虚，复感外邪，饥饱劳役所致。如饮在胃肠者为痰饮，宜用苓桂术甘汤加味；水湿聚于胸胁，谓之悬饮，宜十枣汤加味（元气未衰宜此）；流溢四肢肌肉为溢饮，麻黄汤、杏苏散加减，但禁用消导之品，以防引邪入里；支撑胸肺为支饮，宜小青龙汤加减，此方姜、辛、味一齐烹，乃长沙奥旨，表之、温之、散之、敛之，剂量上变化无穷，有运用无尽之妙。

饮邪之病，湿邪所致，其本属脾胃阳虚，而标乃水饮停蓄，总为阳虚阴盛之患。本虚标实之证，以温药和之为治疗总则，寒凉之品尤当慎用。健脾温胃、温肾助阳方为正治，行水、攻逐、发汗皆权宜之法，待水饮渐平，仍当扶正固本为要。

脾阳不运　饮阻中焦

患者周某，男，56岁，厨师。

病痰饮3年。症见心悸、气短、咳嗽、胸胁胀满、头晕目眩。值今年秋令肃杀之季，诸症加重，背寒咳喘，形体消瘦，饮食减少，胃中有振水声，饮入易吐涎沫，肠鸣辘辘，大便稀溏，舌淡苔白，脉弦滑。证属脾阳不运，饮阻中焦。治以健脾利水、温化痰饮之剂。

处方：

白术12克　茯苓12克　桂枝9克　半夏9克　橘红12克　炒杏仁10克　泽泻10克　猪苓10克　炮姜8克　生姜4片　甘草5克

白术、茯苓健脾除湿；桂枝、炮姜以温阳行气，配猪苓、泽泻以利湿化饮；橘红、炒杏仁、半夏为治痰饮有效之良药；生姜散表寒，与术、苓、甘草同为和中而设。

二诊：服药4剂后，症减大半，气短、心悸、咳嗽减轻，略恶心，背恶寒、眩晕、便溏均有好转。但病程日久，宿饮难化。仍依前方加薏苡仁15克以利水渗湿，健脾止泻。服5剂诸症悉除。

饮停胸胁　涤痰化饮

患者冯某，男，30岁，技术员。

胸胁胀痛1周，咳嗽、转侧、呼吸时疼痛加重，近两天又感时邪，恶寒发热，咳嗽，咯痰不爽，气短，胸闷，舌淡，苔白腻，脉细滑。证属饮停胸胁，兼有外感。治当先解表，兼以宣肺化痰之剂。

处方：

荆芥9克　防风10克　前胡10克　桔梗10克　炒杏仁10克　半夏9克　茯苓12克　橘红10克　生姜3片

荆、防解表散寒；桔梗、杏仁宣肺止咳；前胡、橘红、半夏、茯苓祛痰化饮；生姜散寒，合半夏行水降逆。

二诊：服药后，恶寒发热均见好转，咳嗽、吐痰、气急减轻，胸胁时痛，纳少，苔白，脉细滑。脾为生痰之源，肺为贮痰之器，故拟理肺健脾、涤痰化饮之剂治之。

处方：

瓜蒌15克　炒杏仁10克　白术10克　茯苓12克　枳壳10克　橘红12克　苏子9克（炒）　白芥子5克（炒）　冬花12克　半夏9克　生姜4片

三诊：服药5剂，胸胁疼痛向愈，余症皆可，食欲增加，但病后正气虚弱，精神倦怠，痰饮犹存。再拟健脾除湿、理肺化痰之剂，调理善后。

处方：

白术12克　茯苓12克　半夏9克　杏仁12克　炒苏子9克　冬花12克　白芥子8克（炒）　枳壳10克　生姜4片

【按】《素问·至真要大论》云："诸病水液，澄澈清冷，皆属于寒。"《金匮要略》立痰饮为专篇，根据水饮停聚的部位不同，分为痰饮、悬饮、溢饮、支饮等类。《素问·经脉别论》云："饮入于胃，游溢精气，上输于脾，脾气散精，上归

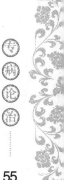

于肺，通调水道，下输膀胱，水精四布，五经并行。"这是人体水液流行的正常情况。今脾胃运化失常，阳气不振，以致水停为饮，随其所在而为患：流走胃肠，则为痰饮；入于胁下，则为悬饮；上迫胸肺，则为支饮；外溢肌表，则为溢饮。本案证似支饮，"咳逆倚息，短气不得卧"，因寒邪客而病此也。初用辛温，宣散表邪，继以实脾土、导水邪之剂而向愈。

胸　　痛

胸属上焦，心肺居焉，胸中阳气不足，阴乘阳位，或痰湿内蕴，气机受阻即痛，《金匮要略》谓之胸痹是也。阴寒壅滞，宜辛温通阳，瓜蒌薤白白酒汤加味治之。此方治疗心绞痛有一定效果，但须去白酒加丹参、降香、红花、元胡之类以活血化瘀。若见胸痛彻背、背痛彻胸、疼痛剧烈、身寒肢冷、气喘不得卧、脉象沉紧或微细者，胸痹之重证也，可用桂枝9克，炮附子9克，炮姜6克，人参6克，炙甘草6克，以散寒复正，胸痛自止。痰浊壅塞之胸痛宜降逆泄浊，通阳化痰，瓜蒌涤痰汤治之。

时下所遇之胸痛，多属肺病或胸膜粘连之胸痛，亦有肝失条达者。真正胸中阳气不宣、阴气太盛之胸痛很少见。而心绞痛多见胸憋闷，胸痛彻背，牵引胳膊痛，手左侧麻木，与一般胸痛迥别。应十分细心辨别诊断，一旦误治，病变迅速。冠心病之心绞痛，多属供血不足，然须分清是气虚还是血瘀，而分别采用益气养心止痛，或活血化瘀止痛。胸膜粘连与肺病之胸痛，治宜润肺化痰、益气固肺为主。又，跌打损伤之胸痛，当予活血止痛之剂。

外伤胸痛　瘀血阻络

患者冯某，男，25岁，工人。

3 年前因被车撞伤胸部，当时感觉胸部憋闷疼痛，随之吐血色暗，虽经多次治疗，未能根除，时好时犯，以后即不能参加重体力劳动，去年秋末劳动时又因用力过大，致胸部疼痛加重，刺痛难忍，夜间尤甚，胸憋，呼吸困难，至今疼痛不止，时有吐血，饮食尚可，二便正常，舌质紫，脉弦紧。证属瘀血阻络之胸痛。治以活血通络、宽胸止痛之剂。

处方：

当归 12 克　赤芍 10 克　红花 9 克　桃仁 9 克（去皮尖，炒）　瓜蒌 25 克　枳壳 10 克　降真香 10 克　丹参 10 克　元胡 12 克　没药 12 克　桔梗 10 克

方中当归、赤芍、红花、桃仁润便活血祛瘀；降真香、丹参活血散瘀止痛；瓜蒌、枳壳、桔梗、元胡宽胸理气止痛；跌打损伤，气滞血瘀，痈疽肿痛，非没药不效。

二诊：服药 3 剂，气短胸憋均见好转，疼痛吐血减少。再进活血祛瘀、宽胸止痛之剂治之。上方加苏木 10 克，土鳖虫 8 克。

三诊：服上方 10 余剂，胸痛大有好转，吐血已止，可做轻微劳动。再进活血祛瘀止痛之剂，以巩固疗效。

处方：

当归 12 克　赤芍 10 克　瓜蒌 20 克　降真香 10 克　没药 12 克　元胡 10 克　枳壳 10 克　红花 8 克　丹参 12 克　苏木 10 克

上方调理两月余，胸痛诸症消除。随访两年，未见复发。

【按】该病由外力撞伤、瘀血阻滞而致胸痛吐血，方用血府逐瘀汤加减以活血化瘀，宽胸止痛。本方与一般血瘀证用药有别，对跌打损伤之瘀血收效显著。因血受寒则凝，得温则行，故凡慢性瘀血证，用活血药不宜偏寒，以防血为寒凝。

胸阳痹阻　阳气欲脱

患者郭某，男，52 岁，干部。

胸痛 5 年，发作无时。昨晚餐后突然胸左侧阵阵憋闷，继而剧烈疼痛，痛引左侧背膊，面色苍白，汗出如珠，四肢逆冷，时有麻木，喘息咳嗽，头晕，恶心，舌淡苔薄，脉微细。急来就诊，收住院治疗。证属胸阳痹阻、阳气欲脱之真心痛。治以温阳益气、活血祛瘀之剂。

处方：

人参 6 克　炙黄芪 12 克　炮附子 9 克　炮干姜 6 克　丹参 10 克　红花 8 克　炙甘草 6 克

方中人参、炙黄芪、炮附子、炮干姜益气温阳固脱；丹参、红花活血祛瘀通络，俾阳气易复；炙甘草补三焦之虚。

二诊：服上方 3 剂，胸闷好转，仍有疼痛，四肢渐温，汗出减少，气喘亦减，夜寐尚安。继用上方加五味子 9 克，浮小麦 10 克（炒），白芍 12 克，瓜蒌 15 克，薤白 9 克，以收敛营阴，温通阳气，宽胸宣痹。

三诊：胸闷、胸痛引臂已愈，汗出已止，紫绀消失，气喘亦平，余症均可。患者出院时，嘱其再服 2 剂，巩固疗效。后随访 2 年，未曾复发。

阴阳两虚　气血俱损

患者王某，男，58 岁，干部。

6 年前某医院确诊为冠心病，症见胸左侧疼痛，痛甚彻背，发作频繁，每遇劳累则胸憋气短，头晕耳鸣，食少倦怠，腰酸软乏力，怔忡心悸不寐，舌质紫暗，脉结细弱。证属阴阳两虚，气血亏损。治以益气养血、调补阴阳之剂。

处方：

党参 12 克　麦冬 12 克　桂枝 8 克　五味子 9 克　当归 12 克　炮附子 6 克　丹参 12 克　薤白 10 克　元胡 12 克　白芍 12 克　川芎 8 克　枳壳 10 克　炙甘草 8 克

方中党参、附子、薤白、桂枝辛温温中通阳；麦冬、五味子、炙甘草养阴补三焦之虚；枳壳、元胡理气活血止痛；当归、川芎、白芍、丹参养血行血补血。此方能使气血双补，血脉通行，通阳行血而不伤正。

二诊：服上方5剂，胸痛减轻，但睡眠不宁，大便干，偶觉胸中心跳，脉有歇止，食少倦怠。再拟养心安神、宽胸和胃之剂治之。

处方：

当归12克　麦冬20克　瓜蒌20克　西洋参6克　炒枣仁12克　龙齿12克　丹参12克　焦三仙各12克　五味子9克　炙甘草6克

三诊：服上药3剂，胸痛已止，睡眠好转，食欲增加，大便通畅。再予前方2剂，巩固疗效。后随访1年，病情稳定。

【按】膈以上为胸，心肺居焉，为清旷之区，宗气所聚，贯心脉而行呼吸。喻昌曰："胸中阳气如离照当空。设地气一上，则室塞有加。"故胸中阳气不振，寒浊之邪即上乘阳位。中焦积冷，饮食寒凉，痰浊内停，均可伤及胸阳，而使阳气不能用事，致成《金匮要略》所谓"胸痹"，《内经》所谓"真心痛""厥心痛"之证。其见症有：胸憋胸痛，胁支满，胁下痛，膺背肩胛间痛，两臂内痛，喘息咳唾，短气，脉见阳微阴弦，且以真心痛之"手足青至节，心痛甚，旦发夕死，夕发旦死"为危重。在治法上，《内经》有"心病食薤"的记载；《金匮要略》则以宣痹通阳为主，创瓜蒌薤白白酒汤诸方。元代危亦林以芳香温通之苏合香丸"治卒暴心痛"。后人据阴寒、痰湿均可导致气滞血瘀这一点，提出活血化瘀大法，可谓别开生面。以上两例真心痛，均甚危急，治失其宜，可能猝死。

惊 悸

惊悸与心神不宁、心血不足、心阳衰弱、水饮内停有关。心神不宁者，宜养血镇心汤；心血不足，宜益气补心汤；阴虚火旺，宜养阴安神汤；心阳虚，宜苓桂术甘汤加味。

临床惊悸不寐者，常用少量朱砂镇静。因朱砂含汞有毒，多用使人发呆，且近年镜面砂乏货，珠宝砂质量差，故只用琥珀为好。朱砂必用时亦制过为佳。心阳不振之惊悸，多见于风心病后期心衰者，应特别注意。惊悸日久即可发展为怔忡胸闷、心绞痛，此时发作愈频则心气愈虚，宜用宣通心阳之剂。

心脾两虚 补血益气

患者戴某，女，45岁，会计。

此患者因忧思操劳过度，而致惊悸烦躁半年余，多方延医诊治罔效，病情日趋加重，因来求诊。症见惊悸不宁，惕惕然恐，面色不华，神疲倦怠，头晕目眩，失眠多梦，好忘前事，指甲色白，舌淡苔白，脉细弱。检视前服药方，乃为行气祛瘀药为主治之者，无怪乎不效。证属心脾两虚之惊悸。治以益气补血、养心安神之剂。

处方：

人参6克　黄芪12克　当归12克　白术12克　炒枣仁12克　茯神12克　龙眼肉12克　炙甘草6克　远志10克　菊花10克

方中参、芪、术、草益气健脾以资生血之化源；当归、龙眼肉以养血益心脾；枣仁、茯神、远志以养心安神；菊花清利头目。

二诊：进上方5剂后，惊悸不宁减轻，头晕好转，夜寐欠安，脉沉细弱。上方加五味子8克、柏子仁10克以敛阴安神。

三诊：遵上方继服10余剂，惊悸已止，夜寐较安，胃纳有增，眩晕减轻，精神日佳。为防后患，又服2剂，终获痊愈。

气血虚损　心阳不足

患者黄某，男，56岁，管理员。

惊悸、气短已3年，每遇寒凉则加重。面色苍白，胸闷，乏力，四肢不温。因昨日天气骤冷，而惊悸发作频繁，余症亦随之加重，舌淡胖嫩，苔白，脉虚缓无力。证属气血虚损，心阳不足。治以补益气血、温运心阳之剂。

处方：

党参12克　白术12克　炮附子10克　桂枝9克　当归12克　茯苓12克　炒枣仁12克　炙甘草6克

党参、白术、茯苓补气健脾生血；当归补虚而养血；炮附子、桂枝以温煦心阳；炒枣仁、炙甘草养心安神。

二诊：服上药3剂后，惊悸渐平，胸闷得畅，手足渐温。又照上方加养心之品，五味子9克，远志10克。调理5剂，诸症消除。

61

【按】《医学正传》中说："惊悸者，忽然若有惊，惕惕然，心中不宁，其动也有时。""怔忡者，心中惕惕然，动摇不静，其作也无时。"

以上两例都是以惊悸为主症。例1由忧思操劳过度，伤及心脾，神不潜藏所致。患者平素忧思操劳，伤及心脾，脾失健运，致使血之化源不足，心虚血少，神不潜藏，故惊悸不宁，惕惕然恐；心神失养，故失眠多梦、健忘；血不上荣，故头晕目眩，面、唇皆不华，舌质淡；血虚不能营运四末，故指甲色白，疲倦无力；血脉不充，故脉细弱。前医用行气祛瘀药而不效者，以其犯虚虚之戒。尔后改用补血益气为主，服药10余剂，而获痊愈。

例 2 患者久病体虚，损伤心阳，心失温养，加之天气骤然寒冷，阴得阴助，上乘阳位，故心中惊悸不宁；胸中阳气不足，故胸闷气短；心阳虚衰，血行迟缓，肢体失于温养，故四肢不温，面色苍白；舌为心窍，阳气不足，故舌淡胖嫩，苔白；心合于脉，心气不足，血脉鼓动无力，则脉虚缓无力。证属气血虚损、心阳不足之惊悸，采用益气养血温阳之法，诸药合用，心神得以安宁。经云："虚者补之。"旨哉言也。

不　寐

不寐多由思虑耗伤心脾、房劳心肾不交、阴虚火旺、心胆气虚及脾胃不和等所致。心脾两虚宜益脾安神汤，阴虚火旺宜都气丸加味，心胆气虚宜安神定志丸，脾胃不和宜保和汤加减，病后虚烦不得眠宜归脾汤。不寐以阳盛阴虚者较多，提升助阳之品慎用。

肾水不足　心经火旺

患者蔡某，男，32 岁，干部。

心烦不寐，头晕耳鸣，已半年有余，伴见五心烦热，口干少津，夜寐梦多，健忘怔忡，舌质红，脉细数。证属肾水不足，心经火旺。治以滋阴降火、清心安神之剂。

处方：

当归 12 克　生地 10 克　玄参 10 克　炒枣仁 15 克（捣）龙齿 12 克　川黄连 5 克　远志 10 克　珍珠母 12 克　竹叶 8 克　甘草 5 克　琥珀 5 克（研细末，分 2 次冲服）

方中当归、枣仁、龙齿养心安神；生地、玄参滋阴而制火；黄连味苦性大寒，可泻心火之盛；珍珠母、竹叶、甘草镇静安神以除虚烦；琥珀镇心而安魂魄；竹叶配枣仁入眠尤捷。

二诊：服上方 5 剂后，夜寐较安，梦亦减少，头晕已消，耳鸣减轻。再服下方 3 剂以巩固疗效。

处方：

当归 12 克　白芍 12 克　生地 10 克　茯苓 10 克　炒枣仁 12 克　龙齿 12 克　天冬 12 克　远志 10 克　珍珠母 12 克　黄连 3 克　竹叶 8 克　甘草 5 克

【按】心属阳，位居于上，其性属火。肾属阴，位居于下，其性属水。心火须下交于肾水，以资肾阳，借以温煦肾阴，使肾水不寒，肾水须上济心火，以资心阴，俾其濡养心阴，使心阳不亢，而成水火既济、坎离交泰之象。今病者肾精亏耗，髓海空虚，故头晕、耳鸣、健忘；精亏液少故口干少津，五心烦热；舌质红、脉细数均为阴虚火旺之象。阴液虚亏，五志之火无制，而心火独亢，致水火不济、阳不入阴之候。欲降其火，宜滋其水，兼以潜镇，俾真阴递复，水火庶得相济，浮散之神内敛。故拟养心阴，滋肾水，合潜降治之，终得心肾相交，水火既济，夜寐酣畅，诸症悉除。

昏　迷

昏迷，厥证之属也。首先应辨别虚实，行急救之法。实证气壅息粗，四肢僵硬，牙关紧闭，脉多沉实或沉滑，古人谓"有嚏者生，无嚏者难治"。先用红灵丹吹鼻取嚏，随后以苏合香丸灌之，或局方至宝丹、玉枢丹之类以开窍。虚证则气息弱，口张自汗，四肢厥冷，急用急救回阳汤灌之，以回阳固脱。如见汗出而热，肢体不冷，舌红，脉象细数者，宜用生脉散加味，以益气救阴。厥证可分气厥、痰厥、血厥、食厥等。本病应与中风、痫证鉴别。

暑热内盛　热动肝风

患者戴某，男，37岁，干部。

夏月发热1周，热邪不解，神昏谵语，不省人事，壮热面赤，天吊露睛，头痛眩晕，四肢抽搐，牙关紧闭，颈项强直，烦躁不宁，大便秘结，小便短赤，舌绛苔黄，脉弦数有力。证属暑热内盛，热动肝风。治以清热镇痉、平肝息风之剂。

强进安宫牛黄丸1粒，然后灌服汤剂。

处方：

银花30克　连翘12克　生栀子9克　黄芩10克　黄连5克　生地12克　大青叶12克　熟军12克　元明粉6克（分2次冲服）　羚羊角3克（先煎20分钟）　石菖蒲12克　钩藤12克　全蝎5克（炒）　甘草5克　滑石12克

语云："热甚则生风，热解则风自解。"方用银花、连翘以透热于外；栀子、黄芩、黄连、大青叶清热于里；熟军、元明粉荡热通便，泄热于下；羚羊角为镇痉之要药；钩藤、全蝎以息风镇痉；石菖蒲清心开窍醒神；生地育阴清热，解渴生津；甘草清热解毒，调和药性；滑石配甘草名六一散，用以解暑之用。

二诊：服药3剂后，邪热衰减大半，内风将息，神志逐渐清醒，大便畅通，热势已退，余症渐已，仅偶有抽搐发作。仍以上方为主，酌加菊花10克，郁金12克，调治10余剂而愈。

【按】昏迷一症，当首辨闭证与脱证。昏迷而有牙关紧闭、两手握固、面赤气粗、痰声如曳锯者，闭证之属也；昏迷而有四肢厥冷、汗出目合、口开鼾声、手撒遗尿者，脱证之属也。闭证又分热闭、痰闭、浊闭。本例昏迷，证属热闭，乃由夏季暑月，热邪亢盛，燔灼肝经，热入心包，致成此病。邪热鸱张，则见壮热久不退；邪热燔灼肝经，筋脉失于濡养而风动，故见四肢抽搐，颈项强直，目睛天吊，牙关紧闭；风阳上扰，故头痛眩晕，面赤；热入心包，心神被扰，则烦躁不宁；热邪闭塞心窍，则昏迷不省人事；邪入阳明，则大便秘结；舌质绛为热盛伤津，苔黄为热邪内盛；脉弦数有力为肝热阳亢之征。热闭昏迷，牙关紧闭，病情危急，又难以施药，须急救之。首用安宫牛黄丸芳香开窍，息风定痉，清热解毒，促其复苏。窍开神醒，继灌之以清热通下、息风镇痉之汤剂，迫其热退风减，再慢予调理，俾危急之症，风定神清，霍然而愈。

呃　逆

呃逆，古谓之"哕"。有虚实寒热之分。临证所见，寒多于热，实多于虚。慢性病单独出现呃逆，单用一味柿蒂30克，加生姜4片，数服即愈；如效差，复加化刀豆9克即已。急性病出现之呃逆，即当辨证施治。在热性病中，过用苦寒之品伤胃而致呃逆者，多属危恶之候。又有病久体弱或脾胃虚寒日久而出现之呃逆，则多主胃败之坏证，应大补脾胃，温中和胃，而不可用降逆之品。

胃气虚弱　寒邪内客

患者张某，75岁，男，干部。

患呃逆数年，屡愈屡犯。1个月前因饮食不当，呃逆又发。复又因用苦寒药伤胃，遂致呃逆频频，昼夜不已，呃声低微，腹部胀满不适，纳减神疲，时有咳嗽，吐痰不利，大便微溏，舌淡苔薄，脉沉细而弱。证属胃气虚弱，寒邪内客。治以温中散寒、降逆止呃之剂。

处方：

炒柿蒂12克　化刀豆10克　公丁香6克　砂仁6克　姜半夏9克　陈皮9克　川朴8克　荜茇6克　高良姜9克　炙

甘草6克 生姜4片

方中柿蒂苦涩，降气止呃；丁香温胃降逆；化刀豆、荜茇、高良姜温胃散寒，降气止呃；砂仁、陈皮醒脾理气和胃；姜半夏、生姜降逆祛痰，散寒止呃；炙甘草补胃和中。

二诊：服上方2剂，呃逆立止，咳嗽减轻，饮食稍增，脉较前有力。仍按上方继服2剂，诸症悉已。

肝气郁滞　横逆犯胃

患者张某，女，21岁，学生。

呃逆3个月，近日逐渐加重，言语对答时亦未见歇止。胃脘胀闷，时有隐痛，牵及两胁，胸闷善太息，纳食减少，有时泛酸水，舌苔白，脉沉弦。证属肝气郁滞，横逆犯胃。治以降逆止呃、疏肝和胃之剂。

急用炒柿蒂30克水煎分2次服。

二诊：服药后，呃逆明显减轻，今日未发作，唯觉胃脘胀闷，有时隐痛，泛酸食少，恶冷饮食，此胃寒也。再进疏肝理气、健脾温中之剂。

处方：

白芍12克　青皮9克　白术9克　茯苓9克　砂仁5克高良姜9克　生姜4克

方中白芍、青皮疏肝理气止痛；白术、茯苓健脾补胃；高良姜、砂仁、生姜温中降逆止呃。

三诊：服上方3剂，呃逆停止，胸膈畅快，诸症痊愈。

【按】呃逆一症，总由胃气上逆动膈而成。凡胃气素虚，肝郁气滞，燥热内盛，痰浊中阻，皆能导致呃逆。故张景岳云："凡杂证之呃，虽由气逆，然有兼寒者，有兼热者，有因食滞而逆者，有因气滞而逆者，有因中气虚而逆者，有因阴气竭而逆者。"诸凡所因，临证时须详辨之，然后分别采用散寒、解郁、清热、消食、补养脾胃、滋阴养液等法，此是治其本也。但呃逆之标必须刻刻顾之，无论何法，都须酌用止呃之品，如丁香、柿蒂、化刀豆等味。

以上两例呃逆，例1年高脏衰，久患呃逆，胃气本亏，复因寒凉伤胃冲肺（手太阴经脉，还循胃口，上膈，属肺），致成呃逆之症。胃失和降，气逆而上，故见呃逆频频，昼夜不已；胃气虚弱，故呃声低微，纳减神疲，腹胀便溏；寒气冲肺，故咳嗽吐痰。舌淡苔薄，脉沉细而小，皆为胃气虚、寒邪盛之象。以降冲逆之气、温胃散寒之法治之，不数剂，呃即止矣。

例2属情志不畅而引起。《古今医统大全》尝谓："凡有忍气郁结积怒之人，并不得其志者，多有呃逆之证。"病者证情，亦合于此。但呃逆之甚，尚属少见，曾经中西医多次治疗，都未获效。首先采用"急则治其标"的方法，先投柿蒂一味煎服（此乃治呃逆之要药，性苦平，归胃经，降逆止呃，用时须炒过，去其涩滞，经济简便），不意竟获大效，后继用常规治法，疏肝和胃而愈。

呕　　吐

呕吐乃胃失和降所致，有因于外者，亦有因于内者，而有寒热虚实之别。一般实者易治，唯痰饮与肝气犯胃之呕吐难疗，且易于复发。虚者多起于病后。重病患者，往往呕吐不止，食难入口，入口即吐。西医之"尿毒症"之呕吐即很顽固，不但影响治疗，脾胃运化功能亦为之受损，而继发更多病变。危重患者因呕吐而致死亡者亦多见，应予警惕。

肝气郁结　胃失和降

患者段某，女，25岁，教师。

因事不遂意，而致脘腹胀满疼痛，恶心呕吐，今已半年之久，经地区医院、县医院输液，多次治疗无效，而来就医。症见嗳气频繁，厌食，烦闷不舒，口干不欲饮，身倦无力，骨瘦如柴，不能睡眠，大便不爽，小便短赤，面色不华，舌苔薄白，脉弦滑。证属肝气郁结，胃失和降。治以疏肝解郁、降逆止呕之剂。

处方：

代赭石 12 克　竹茹 10 克　半夏 10 克　生姜 10 克　陈皮 9 克　茯苓 10 克　党参 10 克　白术 12 克　焦三仙各 12 克　香附 10 克　白芍 12 克　广木香 6 克　枳壳 10 克　藿香 10 克　炙甘草 6 克　伏龙肝 30 克（研细末，水飞，纱布过滤，用此水煎他药）

伏龙肝为镇吐要药；代赭石率党参纳气归原，兼以镇安其逆；白芍、广木香、枳壳、香附以疏肝解郁，宽胸止痛；呕吐日久，胃气亏损，故以白术、党参、茯苓、炙甘草补脾和中；焦三仙健脾胃而进饮食；半夏、竹茹、陈皮、生姜降逆止呕除烦；藿香芳香化浊止呕。

服法：先备好醋半茶碗，再将生姜片放入口中咀嚼，感觉口舌麻木时，再徐徐服药，切不可速进。如有恶心，可用筷子蘸醋放在舌根，俟其呕止，药不复出，方可继服。

二诊：药后 1 剂知，2 剂减，服 3 剂后，精神好转，睡眠食欲皆可。仍按原方服 2 剂，嘱其心情怡悦，避免怒气。愈后随访数次，安然无恙。

肝气犯胃　胃气上逆

患者谢某，女，19 岁，纺织工人。

平素性颇倔骜，一应衣食稍不遂意，即不思饮食。近日又因心情不快而致呕吐不能食，急用车送至医院，行消化道造影定为"胃扭转"，外科即欲施行手术，其父母不从，经输液 1

天，病情稍稳定后，随即出院。然未及半日，呕恶即加重，因来求诊。察知近10余日时时烦闷，呕吐吞酸，不欲食，面色萎黄，形体消瘦，两胁疼痛，头晕目眩，嗳气频繁，舌苔厚腻，脉象弦滑。证属肝气乘脾犯胃之呕吐。治以疏肝健脾、和胃止呕之剂。

处方：

白芍12克　白术10克　姜半夏9克　陈皮9克　竹茹10克　藿香10克　枳壳10克　甘草5克　生姜4片

方中白芍、枳壳、陈皮疏肝理气，宽胸止痛；白术、半夏、生姜、竹茹、藿香健脾和胃，化浊止呕；甘草和诸药而益胃。

为防止服药时呕吐，先将生姜放入口内细嚼，直至麻木，将药频频而饮，少量多次为佳。

二诊：服上方3剂，呕吐已止，食纳增加，时时恶心。再拟补脾消食、疏肝理气、和胃止呕之剂以巩固疗效。

台参5克　白术12克　茯苓10克　砂仁5克　姜半夏9克　陈皮9克　藿香叶12克　白芍12克　香附10克　炙甘草5克　生姜4片　焦三仙各12克　广木香5克

服上方3剂症状全部消失，造影显示胃位正常。

【按】呕吐一症，是由胃失和降、胃气上逆所致，而《圣济总录》谓："呕吐者，吸气上而不下也。"前人以有声无物为呕，无声有物为吐，其实，呕吐常常同时出现，很难分开。一般分为虚实二类：实证多由肝逆犯胃，或痰饮内阻所致，所谓"足厥阴所生病者，胸满呕逆"，"诸逆冲上，皆属于火"；虚证多由脾胃虚弱，胃阴不足，胃虚夹热所致，李用粹所云"阴虚成呕，不独胃家为病，所谓无阴则呕也"。故临证时须详辨其寒热虚实，分别论治。如肝逆犯胃者，宜疏肝理气降逆，或泻肝和胃，方用四七汤、左金丸、柴胡疏肝散等，皆为得当之剂；痰饮内阻者应温化痰饮，和胃降逆，方用小半夏加

茯苓汤、平胃散、二陈汤；如见痰郁化热，呕伤津液者，宜清热化痰，可用温胆汤去半夏、茯苓，加石斛、花粉、山栀以清热除烦；脾胃虚弱者，宜温中健脾，和胃降逆，方用半夏干姜散、理中汤等；胃阴不足者，宜滋养胃阴，补虚清热，方用麦门冬汤加石斛、竹茹、花粉之属；胃虚夹热者宜补虚清热，理气降逆，方用《金匮要略》橘皮竹茹汤，若有痰可加茯苓、半夏，胃阴虚加麦冬、石斛。大凡暴病呕吐多属实邪，治宜祛邪为主，正复则呕吐亦愈。

以上两例医案，皆由情志所伤而然，木气乘脾克土为其病机所在，故治疗皆不忘疏肝扶脾，而以生姜、半夏、竹茹、陈皮、藿香之辈治其呕吐之标。例1因呕吐日久，脾胃虚弱至极，故首用大剂量伏龙肝一味，辛温入脾胃，其质重又足以降肝之逆，合群药而取效。例2则证情较急，似为非手术不可之证。此等情况，用药须精而简，切不可群药围攻，以期一遇。采用止呕为主，兼以疏肝之剂，药味虽少，却能中病，危急之证解矣。

又，呕吐一症，大都拒药，药不入口，孰可取效？其临时止呕法已于案例中述焉，兹不添足。

胃 脘 痛

胃脘痛肝气犯胃者多见，治以疏肝和胃之剂；火郁所致宜平肝导热汤，重用白芍；血瘀所致宜通络活血煎；脾胃虚寒则宜香砂温胃汤。

寒凉伤胃　温中暖胃

患者李某，男，28岁，农民。

初由感冒发热，医予生石膏、知母、黄芩、栀子、生地等治之，服药 3 剂后，遂觉上腹寒冷如冰，胃脘疼痛，喜温喜按，口吐冷水，不能进食，腹胀肠鸣，大便稀溏，遇寒病重，面色苍白，舌苔白滑，脉沉迟而紧。证属脾胃寒冷，胃脘疼痛。治以温中散寒、暖胃止痛之剂。

处方：

白术 12 克　茯苓 10 克　炮附子 9 克　炮姜 9 克　砂仁 6 克　官桂 6 克　高良姜 9 克　生姜 9 克　炙甘草 6 克

方以炮附子、炮干姜温中散寒止痛；官桂、高良姜调气温中止痛；白术、茯苓、砂仁、生姜、炙甘草补脾益胃，温中散寒。

二诊：胃脘疼痛稍有好转，仍不能进食。拟健脾温胃、理气止痛之剂治之。

处方：

白术 12 克　炮附子 9 克　炮干姜 9 克　高良姜 9 克　乌药 9 克　元胡 10 克　官桂 6 克　生姜 4 片　炙甘草 6 克

三诊：服上方 3 剂，腹中感觉舒适，疼痛减轻。食欲不振，腹胀肠鸣，疲乏倦怠，便溏，脉沉较前有缓象。此脾气虚寒，失于健运也。拟用补脾和中、温胃散寒之剂治之。

处方：

党参 12 克　茯苓 10 克　生山药 12 克　砂仁 9 克　制附子 6 克　白扁豆 12 克　陈皮 9 克　炒麦芽 12 克　炒谷芽 12 克　生姜 4 片　甘草 5 克

四诊：服上方 3 剂，胃脘疼痛已止，食欲较前好转，大便亦趋正常。再拟健脾和胃之方治之。

处方：

党参 12 克　白术 12 克　茯苓 10 克　砂仁 5 克　炒神曲 10 克　炒麦芽 10 克　陈皮 9 克　炙甘草 5 克　生姜 4 片　大枣 3 枚（剖）

服上方 3 剂，病愈。

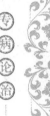

脾胃阳虚　健脾温中

患者王某，女，28岁，工人。

胃脘部疼痛不适数年，每因饮食生冷或遇天气变化易于复发。疼痛喜按，热敷可好转，有时腹胀嗳气，大便溏，稍有白带，全身疲乏无力，形体消瘦，面色萎黄，舌淡，苔白润，脉沉细而弦。证属脾胃虚弱，寒滞中焦。治以健脾温中、理气止痛之剂。

处方：

白术 12 克　茯苓 10 克　炮干姜 3 克　高良姜 9 克　砂仁 5 克　焦三仙各 12 克　吴茱萸 5 克　香附 12 克　陈皮 9 克 枳壳 10 克　川朴 9 克　广木香 6 克　白芍 10 克　生姜 4 片 甘草 5 克

方以白术、茯苓、陈皮、砂仁健脾和胃；高良姜、炮干姜、吴茱萸、生姜温脾暖胃，散寒止痛；枳壳、川朴、香附、木香理气除胀，行气止痛；焦三仙健脾胃而进饮食；白芍合甘草平肝理脾，缓急止痛。

服上方 6 剂，疼痛即消除。后以香砂六君子汤加减，继服旬余，胃脘痛告愈。

脾胃虚寒　温中散寒

患者饶某，女，成年，纺织工人。

胃脘痛已逾 2 年之久，时作时止，以秋冬季节发作频繁。胃痛隐隐，喜温喜按，有时吐清冷水，纳食减少，食入肠鸣，神疲乏力，甚则手足不温，大便溏薄，舌淡苔白，脉细而弱。曾多次服药罔效，因来就诊。证属脾胃虚寒，胃脘疼痛。治以温中散寒、理气止痛之剂。

处方：

白术 12 克　茯苓 10 克　砂仁 5 克　高良姜 9 克　官桂 6 克　乌药 10 克　香附 10 克　白芍 15 克　广木香 5 克　元胡

10克　枳壳10克　川朴9克　陈皮9克　炙甘草5克　生姜4片

　　白术、茯苓、炙甘草补中和胃；官桂、高良姜、乌药、元胡调气温中，散寒止痛；枳壳、川朴、香附、木香宽中行气止痛；砂仁、陈皮、生姜醒脾和胃；白芍缓急止痛。

　　二诊：服药10余剂后，胃脘疼痛日趋好转，脾气渐复，大便正常。守前方加减，又进3剂巩固疗效，病遂不发。

　　【按】胃脘痛之症，大都由病邪犯胃、肝气犯胃、脾胃虚弱等所致。属脾胃虚弱者，如体虚病久，或劳倦过度，均可导致中焦虚寒而胃痛。若脾胃阳气不足，寒邪内生，脉络失于温养，则为虚寒胃痛；若感外寒，内外合邪，则成寒积胃痛。疼痛的性质，可根据病程的久暂、喜按拒按、喜温喜凉而辨别虚实寒热。如病久喜按属虚，新病拒按属实，久病拒按为气滞血瘀，虚中夹实；痛处喜按、喜热饮属寒，痛而灼热、喜冷饮属热；胀痛属气滞，刺痛属血瘀。此外尚须根据其兼症而分辨之。以上3例胃脘痛，例1由寒凉伤胃所致。外感表证，误用寒凉药折伤脾胃，阳气被寒邪所遏，而不得舒展，故胃脘疼痛，喜温喜按；脾胃虚寒，升降失常，故腹胀肠鸣，口吐冷水，大便稀溏；脾失健运，故不能进食；内含寒邪，阳气不足，故面色苍白，舌苔白滑，脉沉迟而紧。脾胃为后天之本，脾胃一败，百药难施，无论何种疾病，治疗用药切不可戕害其生气。苦寒药多易伤胃，初患感冒而用苦寒折伤脾胃，寒凝气滞而疼痛作，治疗以散寒温胃为主。热药虽为祛寒而设，但久用可致伤阴，故寒邪一挫，即须去之或减味，继用平补之剂而康复。例2、例3属脾胃阳虚、病久体弱之胃脘痛。脾胃虚寒，中阳不运，寒从内生，治以健脾温中、理气止痛之剂，病皆得愈。

专病论治

霍　乱

霍乱乃感受时邪和饮食不慎所致。二者相互为因，多突发于夏秋之季，猝然腹痛，上吐下泻，病势凶险。分寒霍乱、热霍乱及干霍乱三种。本病因起病急，病势凶险，故宜熟悉救急之法，以免延误病机。寒霍乱者，宜藿香正气散加温脾利水之剂。病危仓促汤药煎不及，可用万应灵痧药、来复丹以救其危。大汗淋漓，四肢厥冷，拘急转筋，乃阳气欲绝，用上好人参30克、炮附子15克急煎服以强心回阳，万不可缩手缩脚，延误生命。另用三棱针刺委中、尺泽、十宣出血，以改善微循环，或以食盐填满脐中，取艾炷灸之以温通阳气，亦可救急。热霍乱宜用清暑和胃饮，突发者煎药不及，可先用益元散30克、白糖30克开水冲服，亦可先服玉枢丹一包，待吐止，再服汤药。若见手足厥冷、自汗口渴、腹痛、唇甲皆青、泻下恶臭、小便黄赤、六脉俱伏者，乃热深厥深之象，真热假寒也，慎勿妄投温燥之品以劫夺津液。干霍乱，俗谓"绞肠痧"，宜藿香正气散加减。许老回忆1933年和1934年夏令，霍乱流行，死亡者甚多，昼夜治疗不停，采用针刺委中、十宣、尺泽，并配合服局方至宝丹，收效迅速。用刮痧法能改善微循环，以缓解病情。若呕吐不止，则可用鸡翎探吐，以便有服药的机会。另，霍乱一证，禁食米粥，以流质面食为佳。古有痧证不可食粥之说，恐凝痧不散。此说确否，尚待研究。

虚寒霍乱　温补脾肾

患者霍某，男，45岁，农民。

夏月，突然呕吐腹泻不已，吐泻物如米泔，至今已2天。诊见面色苍白，眼眶凹陷，手足不温，头面汗出，腿筋拘挛，舌淡苔白，脉沉迟而紧。证属脾肾阳虚，时疫霍乱。治以温补脾肾、分清化浊之剂。

处方：

藿香叶10克　炮附子9克　炮干姜8克　桂枝9克　木瓜12克　白术12克　茯苓12克　猪苓10克　陈皮9克　泽泻9克　车前子10克　炙甘草5克　生姜4片

霍乱疫气，非芳香之味不除，故以藿香叶辛温辟恶气而定霍乱；头面汗出，面色苍白，颇有阴盛格阳、阳气暴脱之虑，故以炮附子、炮干姜、桂枝回阳救逆，温补脾肾；脾胃虚弱，正气不足，无力驱邪外出，故以白术、茯苓、陈皮、炙甘草、生姜健脾温胃，理气和中；中阳不振，清浊不分，故以猪苓、泽泻、车前子利水，分清化浊；宣木瓜舒筋活络，治霍乱转筋有效。

除服药外，更以三棱针针刺尺泽、委中、金津、玉液、十宣出恶血。

二诊：呕吐泻下均有好转，汗出减少。食欲不振，四肢不温。再拟上方3剂，加党参12克、砂仁6克以健脾和胃。

三诊：面色好转，汗止，手足渐温，下肢转筋减轻，饮食渐增，略有精神。仍宗上方调理，3剂病瘥。

湿热霍乱　清热利湿

患者陈某，女，35岁，农民。

夏季暑日，吐泻骤作，呕吐喷急，泄下如米泔，臭秽难闻，腹中绞痛，头痛发热，口渴心烦，脘闷，小便短赤，舌苔黄腻，脉濡数。证属湿热内蕴，郁遏中焦。治以清热利湿、理脾止泻之剂。

处方：

黄连6克（姜炒）　焦栀子8克　滑石12克　白扁豆15克　薏苡仁12克　猪苓10克　泽泻10克　白芍12克　半夏

75

曲8克　竹茹12克　甘草5克

湿热交蒸，蕴遏三焦，故以焦栀子、炒黄连苦寒清泻心火，燥湿坚肠；滑石重以清降，寒以泻热，滑以通窍，淡以行水，合甘草名六一散，统治表里三焦湿热，祛暑止泻，除烦渴而利小便；湿热内停，故以猪苓、泽泻利湿清热；脾虚湿盛，故以白扁豆、薏苡仁理脾止泻；白芍合甘草，平肝理脾，缓急止痛；半夏曲、竹茹和中止呕，清热降逆。

二诊：呕泻略减，腹痛亦轻。尚见头痛烦热，苔黄脉数，此暑湿不解也。拟清暑泄热、理脾和中之剂治之。

处方：

香薷10克　白扁豆12克　白芍12克　滑石12克　川黄连5克　黄芩8克（炒）　木通9克　陈皮9克　菊花10克　甘草5克

三诊：上方调理1周，诸症悉已。

【按】《素问·气交变大论》云："岁土不及……民病飧泄霍乱。"症见骤然上吐下泻，反复不宁而挥霍撩乱。病由夏秋之季，暑湿当令，感受时邪，饮食失宜所致。其有素体阳盛，湿热内蕴，湿土司气，感而发之者，是名热霍乱。其有中阳素馁，本已土不胜湿，而复贪冷饮，湿从寒化者，是名寒霍乱。霍乱之为病，阴阳反戾，清浊相干，阳气暴升，阴气顿坠，阴阳痞膈，上下奔逸，而吐泻交作矣。其有身热烦渴，苔黄脉数者，属热霍乱；其有面白口淡，肢冷挛急，脉沉迟者，属寒霍乱。

例1　属寒霍乱。时值夏暑，疫疠霍乱容易流行，病者贪食寒凉不洁之物，损伤脾胃阳气，疫毒乘虚内袭，遂致吐泻交作。中阳不运，清浊混淆，故见吐泻物如泔；吐泻之后，津液大伤，无以濡润充盈肢体，故见眼眶凹陷；脾肾阳虚，阳气不能达于四肢，故手足不温；头面汗出者，阳气将脱之兆也；阴寒内盛，气血不能贯注筋脉，筋失所养，故筋脉挛急；舌淡苔白，脉沉迟而紧，皆为阳虚寒盛之象。故以姜附汤合五苓散，回阳之中兼分清浊，俾上下交通，阴阳维系，挥霍平而撩乱已矣。

例2系霍乱之热者。夏月感受暑湿秽浊之气，郁遏于中焦，清浊相混，病势暴急，故见吐泻骤作，呕吐如喷，泻下如米泔，臭秽难闻，腹中绞痛；暑热熏蒸，故头痛发热；吐泻无度，耗伤津液，故心烦口渴；湿热内蕴，故脘闷尿赤。舌苔黄腻、脉濡数均系湿热蕴伏之象。患者素体阳盛而感暑湿之气，病势暴急，有急转直下之势，用黄连香薷饮加减治之，清泻止吐，利湿祛暑，俾吐泻已，湿热除，亦得病瘥。

泄　泻

凡感寒湿或暑湿暑热，伤食脾虚，命门火衰，肝气乘脾，皆可导致泄泻。病在初期，如辨证准确，施治得力，则易于治愈。如泄泻日久，脾胃一伤，则施治较难。辨证既准，处方布局亦须严密，且耐心服药，方能获效。各类泄泻，有时独见，有时相兼出现，临证所见相当复杂，用药必须灵活变通，不可执一也。

脾肾阳虚　温肾暖脾

患者王某，男，中年，农民。

腹胀便溏两年，多次服药，均未根治。近来五更泄泻，腰痛畏寒，腹胀少食，舌淡苔白，脉沉细。证属脾肾阳虚，虚寒泄泻。治以温肾暖脾、固肠止泻之剂。

处方：

生山药15克　白术12克　茯苓12克　白扁豆12克　肉豆蔻9克（去油）　吴茱萸8克　莲子肉10克　木香5克

党参 10 克　砂仁 5 克　陈皮 9 克　薏苡仁 10 克　焦三仙各 12克　甘草 5 克　破故纸 10 克（炒）

方用党参、白术、山药、茯苓、扁豆、莲子肉、薏苡仁健脾除湿，固肠止泻；肉豆蔻、吴茱萸、破故纸温补命门以熏蒸脾胃；砂仁、陈皮、焦三仙醒脾健胃；木香除胀；甘草和中。

服上方 8 剂，久泻即止，诸症告愈。

阳虚久泻　健脾补肾

患者何某，男，中年，干部。

7 年前因食生冷不洁之物，遂致泄泻，初时服药好转，因治疗不彻底，致大便久泻不愈，日行 3～4 次，水谷不化，腹痛隐隐，食欲不振，食后脘闷胀满不舒，面色萎黄，神疲倦怠，懒于言语，舌淡苔白，脉沉细。证属脾阳虚衰、肾阳不足之泄泻。治以健脾温中、补肾止泻之剂。

处方：

党参 12 克　生山药 20 克　白术 12 克　茯苓 12 克　白扁豆 15 克　薏苡仁 12 克　肉豆蔻 9 克　广木香 5 克　砂仁 3 克陈皮 9 克　莲子肉 10 克　炮干姜 5 克　破故纸 10 克　米壳 3克　生姜 4 片　炙甘草 5 克

党参、白术、茯苓、炙甘草健脾益气；山药、扁豆、薏苡仁、莲子肉、肉豆蔻健脾除湿，整肠止泻；砂仁、炮干姜、生姜、木香、陈皮温胃醒脾，理气止痛；破故纸补肾壮阳，温中止泻；米壳性涩，固肠止泻。

二诊：服上方 6 剂后，泄泻好转，大便次数减少，仍有腹胀纳呆，舌淡少苔，脉沉细。上方加槟榔 8 克，拟服 6 剂。

三诊：泄泻好转，时有反复，按上方加减，继服两月余，泄泻即止，大便成形，次数正常，体重明显增加，余症痊愈。

阳虚肾泻　四神主之

患者王某，男，71岁，干部。

泄泻数年，每至黎明前肠鸣腹痛，一痛即泻，稍迟即遗于裤，泻后则安，形寒肢冷，腰膝酸软，舌淡苔白，脉沉细而迟。曾多次治疗，至今不愈，出差来山西寻来我院求诊。证属脾肾阳虚之泄泻。治以温肾健脾、固肠止泻之剂。

处方：

破故纸10克　白术12克　五味子9克　肉豆蔻8克　吴茱萸5克　党参12克　茯苓10克　白芍12克　白扁豆12克　生山药12克　莲子肉10克　薏苡仁12克　陈皮9克　炮干姜5克　生姜4片　大枣3枚　炙甘草5克

脾胃之虚，由于肾虚，肾阳虚，故不能熏脾。方以破故纸、吴茱萸治肝脾肾之寒泻，温煦下元；肉豆蔻入脾以暖土；五味子酸温，以收坎宫之火，少火生气，所以培土；脾胃虚弱，故以党参、白术、茯苓、炙甘草、大枣健脾补气；山药、扁豆、薏苡仁、莲子肉理脾渗湿止泻；生姜、陈皮温中调气；白芍合甘草缓急止痛；炮干姜温中散寒。

二诊：服上方10剂后，泄泻推迟1个时辰，食欲增加，精神较好。依上方加诃子肉10克继服5剂，泄泻基本已止，腹痛畏寒消失，脉细弱。为巩固疗效，拟配丸药带回服用。

处方：

人参18克　白术30克　茯苓20克　生山药30克　白扁豆30克　莲子肉25克　肉豆蔻25克　破故纸20克　诃子肉20克　白芍25克　五味子20克　薏苡仁30克　麦冬15克　陈皮15克　炙甘草15克

上药共为细末，炼蜜为丸，每丸重9克。日服2次，每服1丸。

【按】《灵枢·百病始生》曰："虚邪之中人也……留而不

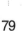

专病论治

去，传舍于肠胃……多寒则肠鸣飧泄。""清气在下则生飧泄。"张景岳谓："肾为胃之关……肾中阳气不足则命门火衰，阴气极盛之时，则令人洞泄不止。"总之，泻利为腹疾，腹为三阴之会，一脏不调，便能致泻。

如足太阴脾泻者，脾不运化，清阳不升，阑门元气不足，不能分别水谷，故泄泻作矣。脾泻日久不瘥，甚易及于肾，而成脾肾泄泻。例1、例2皆属此类。例1病由脾胃虚弱，运化无权，清浊不分，故大便溏泄；脾阳不振，故腹胀少食；久泻不止，累及肾阳，致使命门火衰，每至黎明泄泻，腰痛畏冷；舌苔脉象均系脾肾阳虚之象。例2病由寒凉伤及脾胃，脾失运化，清浊相混，杂下于大肠，故见泄泻。治失其宜，缠绵日久，而致脾肾阳气俱虚，故见久泻不愈，便次增多，腹痛隐隐，大便完谷不化；脾胃虚弱，化谷无力，故见食欲不振，食入腹胀；脾胃虚弱，致气血来源不足，故见面色萎黄，精神疲惫，懒于言语；舌淡苔白，脉沉细，均为脾肾阳虚之征。治法首以参苓白术散补脾之本土，渗湿止泻，更以二神丸之善温命门相火熏蒸脾土，所谓"补火生土"。两例病久，无望猝效，缓缓图之辄效也。

肾泻之作，亦属腹疾，盖肾者胃之关也，前阴利水，后阴利谷。鸡鸣至平旦，天之阴，阳中之阴也，阳气当至而不至，虚邪得以留而不去，肾主水，旺于子时，肾阳虚不能健闭，故值阴阳将交替之时而作肾泻，例3属此。患者年事既高，又得泄泻日久，肾中阳衰不能熏脾，黎明时阳微阴盛，故肠鸣腹痛即泻；泻后腑气通利，故泻后则安；阳虚不达于表，故形寒肢冷；肾气虚则腰膝酸软。舌淡、苔白、脉沉细为脾肾阳气不足之征。年高肾虚相火不足，治不可专责脾胃，故以四神丸为主，大补下焦元阳，俾火旺而土强，酌加补脾健胃之药，脾健而土运，合而为剂，标本相得，泄泻自止。

痢　疾

本病实证者多而虚证者少，急性者多而慢性者少。湿热痢最多见。诸如噤口痢、奇恒痢、虚寒痢、休息痢、暑痢等，则有急有缓。虚痢、寒痢多由湿热痢失治，拖延日久，转变而成。疫毒痢、奇恒痢来势凶猛急暴，变化迅速，危险性大，应早当图治。痢疾大抵以不发热者为轻，高烧身热者为重；能食者轻，不能食者重；下痢五色，或如鱼脑、如猪肝者重，下痢纯血或如屋漏水者重，个别乃危恶之候。下痢气短，呃逆，口腔糜烂者，皆难治。

湿热痢疾　清热导滞

患者许某，男，中年，医务人员。

5 天前，因食生冷不洁之物，而致腹痛泄泻。次日转痢，赤白相兼，里急后重，频频入厕，不能离圊，肛门灼热，小便短赤，少腹中窘痛，不能进食，舌苔黄腻，脉滑数。病情日甚一日，气液将竭矣。时值夏季暑月，病者平素好食肥甘美味，今又啖食生冷不洁之物，肥甘之味多生湿热，生冷之物更伤肠胃。脾胃湿热内蕴，胃不消导，脾失健运，湿热之邪壅滞肠中，故见腹痛，里急后重；湿热熏灼肠道，脉络受伤，气血瘀滞，化为脓血，故下痢赤白；湿热下注则肛门灼热，小便短赤；湿热内蕴，脾失运而胃失纳，故纳少腹胀；舌苔黄腻，脉滑数，为湿热蕴结之象。证属湿热痢疾。治以清热导滞、理血行气止痢之剂。

处方：

川黄连 6 克　当归 15 克　白芍 15 克　广木香 5 克　槟榔10 克　川朴 10 克　枳壳 10 克　莱菔子 10 克（炒）　焦三仙

各12克　地榆炭12克

川黄连清热燥湿解毒；当归、地榆炭止血止痢；白芍酸寒，缓急止痛；木香、槟榔、川朴、枳壳行气导滞，所谓"行气则后重即止，理血则便脓自愈"；焦三仙、莱菔子消食导滞。

二诊：服上药2剂，下痢次数减少，后重略轻，热势渐衰，然湿滞未除，当再鼓进击。上方加大黄10克，元明粉9克（另包，分2次冲服），泻实热，消积滞。拟服2剂。

三诊：诸症较前均有好转，继服上药3剂。

四诊：里急后重缓和，已无窘迫感，大便脓血黏液减少，小溲微黄，食欲见增。再服上药2剂。

五诊：上述症状基本消失，饮食逐渐增多，精神体力渐复。再拟上方加党参健脾和胃以善其后。

【按】痢疾之病，为夏秋季所常见，以腹痛、里急后重、下痢赤白脓血为主症。《内经》《金匮要略》中都有记载，《诸病源候论》详分为赤白痢、血痢、脓血痢、热痢等型，今则分为湿热、疫毒、寒湿、休息及虚寒5类。本例属湿热痢，脾胃本有积热，又伤生冷，湿热壅滞，酿为下痢。治疗以清热化湿、调气和血为主，兼以导下。李士材所谓"新感而实者，可以通因通用"，用刚远柔，水到渠成，奏效未有不捷者。视硝黄为畏途，瞻前顾后，鲜有不误事者。"行气则后重即止，理血则便脓自愈"为治疗痢疾之常用方法，当熟谙胸中，俾临证不惑，处方不乱。下痢之病，终是散气，何况病情已有气液将脱之势，党参之类，所以为此设也。许老尝谓中医临证之际，必须辨证论治，察病之根蒂，明病之变化，以为处方用药。若头痛医头，脚痛医脚，或不效，或效而不著，终致贻误病者矣，可不慎乎。

热毒壅盛奇恒痢　泻下导滞大承气

患者裴某，男，25岁，工人。

荷月炎热之日初诊。昨天夜间突然高热，神昏谵语，腹满下痢，里急后重，口燥咽干，气逆上呛而喘，颜面潮红，舌尖赤，苔黄，脉洪滑而数。证属阳毒壅盛之奇恒痢。治以清热解毒、泻下导滞之剂。

处方：

大黄 12 克　枳实 10 克　川朴 10 克　元明粉 6 克（另包，分 2 次冲服）　银花 30 克　川黄连 5 克　连翘 12 克

本方乃泻下之峻剂。方中大黄清泻实热；元明粉荡涤胃肠之瘀热，对燥屎能软坚；配合枳实、厚朴，宽中导滞而除胀满，促进硝黄的泻下功能；银花、连翘清热解毒，对血中热毒证、血痢、高热神昏、口渴咽痛之症，用之较佳；黄连苦寒清心热，泻热解毒治赤痢，对胸胁胀满、神昏谵语亦有卓效。

二诊：服药 2 剂，神识稍清，高热减退，大便泻下燥屎数块，腹仍胀满，口干渴，烦躁不宁，不思饮食。继服泻下导滞、清热解毒之剂。

处方：

枳实 10 克　川厚朴 10 克　大黄 10 克　元明粉 5 克　银花 30 克　连翘 15 克　黄芩 8 克　马齿苋 12 克　川黄连 5 克

三诊：大便泻下燥屎甚多，神识清醒，高热减轻，胸胁仍胀满，饮食少思，腹中有下坠感，下赤痢，舌苔厚，脉沉而数。此乃余热、积滞未清也。再拟清热解毒、消食导滞治之。

处方：

银花 12 克　连翘 10 克　川黄连 5 克　焦山楂 10 克　陈皮 9 克　莱菔子 10 克（炒）　槟榔 8 克　枳壳 10 克

四诊：高热已退，神识清醒，下坠好转，饮食渐增，痢下已止。仍感疲倦乏力，脉象弦滑。再进清热导滞、健脾和胃之剂以善其后。

处方：

银花 12 克　连翘 10 克　川黄连 3 克　焦三仙各 12 克

陈皮9克　白芍10克　槟榔6克　莱菔子10克（炒）　枳壳10克

【按】中医的奇恒痢，近似现代医学的中毒性痢疾，病由热毒壅盛，肠胃湿热蕴结所致。本案热毒内蕴，上攻心肺，故见发热，神昏谵语；热毒壅盛，下迫肠腑，则腹满下痢，里急后重；阳毒之邪多上行，故颜面潮红，热毒上扰心肺则气呛而喘，咽干口燥；舌苔黄乃肠胃积热；舌尖赤为心火上炎；脉洪滑数系阳毒炽盛之象。治疗采取泻阳救阴，清热解毒，即釜底抽薪之法，"承乃制"之义，方用大承气汤加味。古人对大承气汤的应用概括为痞、满、燥、实4个主症。痞指脘腹痞塞；满指腹部胀满；燥指肠中有燥屎，按之腹部坚硬，苔黄燥裂干枯等；实指腑实，即肠中有宿食积聚等有形实邪。凡用大承气汤，辨证要准确，用药须分清君臣佐使。此乃亢则害、承乃制、急下存津、釜底抽薪必备之方也。

消　渴

消渴，今谓之"糖尿病"，治之较繁。此病忌食甜，然证属肺肾阴虚者，药用枸杞、桑椹辈含糖量很大之药而疗效颇佳，亦有多食梨和南瓜而愈者。西医之控制饮食疗法，使患者处于饥饿状态，致病有增无减，元气日虚，缠绵难愈。宜考虑病人实际情况而综合治疗。

肾虚阴亏　肺燥胃热

患者赵某，男，58岁，干部。

病消渴半年余。症见心烦口渴，舌燥，饮一溲二，消谷善饥，尿如脂膏，有甜味，混浊不清。形体消瘦，疲乏倦怠，舌质干红，苔燥无津，脉象弦细数。经西医用胰岛素及控制饮食治疗，虽有效，然屡屡复发。病者苦此久矣，因邀许老诊治。证属肾虚阴亏、肺燥胃热之消渴。治以补肾滋阴、润肺清胃之剂。

处方：

生石膏 30 克　知母 10 克　花粉 12 克　麦冬 15 克　生地 12 克　玄参 10 克　天冬 12 克　生山药 30 克　党参 15 克　山萸肉 12 克

经云"热者寒之"，肺燥热不除，则津愈伤也，故用二冬、花粉、党参润肺燥补气阴而生津，此治其渴饮不止；胃热不清，消谷之势难已，故以石膏、知母、山药清胃火补脾阴，俾胃热清，脾气运，饮食得宜，水谷充肌；病由阴亏而生，阴虚火旺，必滋其水，所谓"壮水之主，以制阳光"，故以生地、玄参、山萸肉滋阴降火，山药合山萸肉能补肾固精，令肾主水而小水不频，肾藏精而精微不下。此外，石膏泻胃火之外尚能清肺，知母清肺胃之外又泻肾火，对于阴虚火旺、肺燥胃热之消渴用之甚宜。

二诊：服上方 10 剂，口渴引饮较前减轻，小便次数减少，消谷善饥亦好转，脉象虚弦稍数，疲乏倦怠不减。此为病久气阴俱伤，体质虚弱，实难猝效。仍拟上方加枸杞、女贞子之属治之。

三诊：服上方 10 余剂，病者精神颇佳，口已不渴，饮食基本正常，小便已无混浊物，次数尚可。嘱其再服 3 剂以善后，平时多食米谷、蔬菜、豆类、鸡蛋等，并须节制房事，忌食辛辣动火之品。

【按】《灵枢·五变》云："五脏皆柔弱者善病消瘅。"徐东皋云："消渴虽有数者之不同，其为病之肇端，则皆膏粱肥甘之变，酒色劳伤之过。"其见症如程钟龄云："渴而多饮为上消；消谷善饥为中消；口渴、小水如膏者为下消。""三消之证，皆燥热结聚也。"治疗大法，上消者宜润其肺，兼清其胃；中消者宜清其胃，兼滋其肾；下消者宜滋其肾，兼补其肺。夫上消清胃者，使胃火不得伤肺也；中消滋肾者，使相火不得攻胃也；下消补肺者，滋上源以生水也。本案患者劳欲过度，致成阴虚，肾阴亏损，阴虚火旺，上蒸肺胃，遂致肾虚、胃热、肺燥俱见，发为消渴。燥热偏盛，阴津亏耗，燥热甚则阴愈虚，阴愈虚则燥热愈甚。病在肺胃肾三脏。肺主治节，为水之上源，肺受燥热所伤，治节失职，水液直趋下行，故小便频数；肺不布津，故口渴舌燥；肺热扰心，故见心烦。胃为水谷之海，胃为燥热所伤，胃火炽盛，故消谷善饥；饮食不充肌肉，故形体消瘦，疲乏倦怠。肾主水，又主藏精，燥热伤肾，气化失常不能主水，故饮一溲二；肾失固摄，精微下注，故小便如膏浊而味甜。舌质红干、苔干无津、脉弦细数，均为阴虚津伤、燥热内盛之象。今病者三消俱作，则润肺清胃滋肾三法应当并举。二冬、党参所以润其肺也，石膏、知母、花粉所以清其胃也，生地、玄参、萸肉、山药所以滋其肾也。诸药协同，相得益彰，直折三焦虚热燥结之势，终使肺燥润，胃热清，肾阴复，消渴已矣。

鼓　胀

鼓胀乃疑难大证，分虚实二类。早期发现且辨证用药妥当，则可带病生存数年，治疗应以扶正祛邪为主。《内经》所谓"中满者泻之于内"，"下之则胀已"，皆指实证而言。同时应注意"衰其大半而止"。治鼓胀腹水，"洁净府"一法最为稳妥，但奏效缓慢。用舟车丸、十枣汤逐水峻剂治疗，常于泻水之后出现恶心、呕吐、腹痛、头晕、高度疲乏，而伤脾损元气，应谨慎使用为好。而用"轻可去实"一法，既能行水，又不伤元气，利腹水较快。鼓胀而见寒热时作，乃邪正相争，正虚邪胜之象，肝病后期多见之，危恶之候也。若见形脱便血，下利频繁，喘急，脉弦大而沉取无根，乃属五脏俱损，最为危重之候。病至晚期，腹大如瓮，脉络怒张，脐心突起，便如鸭溏，面色青蓝，四肢消瘦者，预后多不良。若吐血、便血，神识昏迷者，不必恐慌，可辨证施方抢救，以尽人道。

脾肾阳虚　腹大如鼓

患者黄某，男，42岁，工人。

患病1年余，近日加重，经多次治疗，屡愈屡犯，因邀许老诊之。症见腹大如鼓、腰平、背满、脐突，食后明显，入暮尤甚，精神疲倦，怯寒肢冷，脘闷纳呆，面色苍黄，小便短少，舌质淡胖，脉沉细。证属脾肾阳虚之鼓胀。治以温补脾肾、化气行水之剂。

处方：

白术12克　茯苓12克　炮附子9克　桂枝9克　炮干姜8克　川朴10克　泽泻10克　猪苓10克　广木香6克　砂仁5克　枳壳10克　陈皮9克　大腹皮10克

方中白术、茯苓健脾除湿；附子、炮干姜温补脾肾之阳气，以消阴翳；桂枝、猪苓、泽泻以化气行水；木香、砂仁、陈皮温脾宽中；枳壳、川朴、大腹皮以理气除胀。

二诊：服上方10余剂，腹中转矢气，腹胀渐消，小便通利，大便亦畅。仍以此方为主，再加伽南香2克（研细末，分2次冲服）。

三诊：又服药10余剂，脘腹舒适如常，胃纳增加，大便成形，仍见全身疲乏，有时腰酸，此乃脾肾阳虚之象，难望速效。仍宗上方增损拟服10剂。药后腹胀大、背平、脐突皆消失，面色红润。嘱其忌食寒凉食物。随访多次，5年未见复发。

湿热蕴结　浊水停聚

患者郑某，女，50岁，教员。

4个月前，因与人口角，不日遂见腹大胀满坚硬，腹皮绷急，青筋暴露，脘腹憋闷，烦热口苦，食欲减退，大便秘结，小便短赤，舌质红，苔黄腻，脉弦数，所忧者病已日甚一日。证属湿热蕴结，浊水停聚。治以攻下逐水、清热利湿之剂。

处方：

熟军6克　枳实12克　川朴12克　槟榔9克　广木香6克　黄连6克　黄芩9克　炒二丑10克（捣）　莱菔子10克（炒）　大腹皮12克　泽泻10克　陈皮9克

方中大黄、枳实、川朴乃小承气汤也，取其消痞除满、荡涤肠胃之力，合二丑则攻逐水积；芩、连清热燥湿；莱菔子、陈皮、广木香理气除胀；泽泻甘寒利水道，清湿热；大腹皮去臌下气，亦令胃和。

二诊：服药3剂，腹虽胀而无坚硬撑急之感，大便畅，食纳亦可，虽烦热口苦未解，但病之根蒂已动，当直捣病巢。

处方：

川黄连6克　黄芩9克　知母10克　槟榔9克　炒二丑10克（捣）　枳实10克　川朴10克　大腹皮10克　广木香6克　陈皮10克　川军6克　泽泻10克　猪苓10克　麦冬12克

三诊：服上方10剂，病即衰矣，胀消，便通，腹平，诸症消退，唯觉倦怠困乏，不欲多动，遂以平补之剂善后。

【按】鼓胀之为病，确系重证。其状如《灵枢·水胀》说："腹胀，身皆大，大与肤胀等也。色苍黄，腹筋起，此其候也。"其起病之由，或饮酒太过，或饮食不节，或房室劳倦，或情志所伤，或虫蛊为患，各以其所由而发病，见症亦因病本而异。证分虚实寒热，又有兼夹不同，然病之归根机制都伤及肝脾，而互为其患。肝脾俱病，脾胃运化失职，水谷精微无以奉养他脏，浊阴不降，而水湿亦不能行，乃为清浊相混。肝郁气滞，血气凝聚，隧道阻塞，所以发为鼓胀。病延日久，肝脾更虚，累及肾家，肾阳不足，则脾失温养，肾阴亏虚，则肝木亦少滋荣，而肝脾益虚，呈恶性循环。一般见症，腹胀大，初起按之柔软，渐至坚硬，甚则脉络显露，脐突，面色萎黄或黧黑，或两目黄，面颈生红点血缕，消瘦，胁下积块，诸出血。病若至此，已是恶候，当早为图治。治疗大法，或泻之于内，或重为温补，或为解散，或为渗利，或为疏泄，或攻补兼施，或先攻而后补，或先补而后攻，又或为甘缓图之。诸大法倘能存于胸中，各司所属，通权达变，诚能于临证之时不为所惑，而治之效验可期矣。

例1属臌证之日久不愈，导致脾肾阳衰，症情较重，若治之再失，则恐病势急转直下而不救矣。脾肾阳气不足，寒水之气不行，故见腹胀大、背满、脐突，入暮尤甚；脾阳虚不能运化水谷，故脘闷纳呆，食后鼓胀加重；脾阳虚，清气在下，则生大便溏稀；阳虚不能敷布于内外，故神倦怯寒而肢冷；肾阳不足，则膀胱气化不利，小便短少；面色苍黄为脾阳虚累及肾阳的表现；舌质淡胖，脉沉细，均为脾肾阳虚之象。治之虽以温补肾阳为主，尚从水、气二字出发，佐之以理气行水药而病愈。

例2病程虽短而症情急重，病在肝脾，终则湿热相混，浊水内停而鼓胀作。《沈氏尊生书·肿胀源流》云："鼓胀……或因怒气伤肝，渐蚀其脾，脾虚之极，故阴阳不交，清浊相混，隧道不通，郁而为热，热留为湿，湿热相生，故其腹胀大。"病者郁怒伤肝而乘脾，脾病生湿热，湿热互结，浊水停聚，故腹大胀满撑急，青筋暴露；湿热上蒸，浊水内停，故烦热口苦；湿热内停，故不思饮食，脘腹懑闷；湿热之邪阻于肠胃，故大便秘结；湿热下注，故尿赤；舌红、苔黄腻、脉弦数，均为病在肝脾、湿热内盛之象。许老用攻利清导法夺其病势，又以温补善后，病亦得愈。故治病之道，虽不可谨小慎微，亦不能孟浪行事，但能得病之根本，知斡旋之法，则无有不效矣。

黄　疸

黄疸分阳黄阴黄二类。阳黄初期与感冒相似，类如急性黄疸，应注意皮肤与目是否发黄。此病出现坏证很多，治之要审慎，分别先用茵陈蒿汤加减、栀子豉汤及栀子大黄汤。又有急黄，发病急且死亡率高，系西医所指急性肝坏死、急性黄疸性肝萎缩，用银犀解毒汤，或用三宝。阳黄迁延日久，若治疗不当，过用苦寒药伤胃，转变为阴黄者多矣，治用茵陈姜附汤加味。若见脘腹作胀，右胁隐痛，饮食少思，肢倦便溏，脉弦细，乃木郁土虚，可用逍遥散加味治之。

肝气乘脾　寒湿阻遏

患者雷某，女，20岁，工人。

4个月前，患者发热恶寒，恶心呕吐，不思饮食，口苦而干，渐致身目、小便皆黄，如橘色，某医院诊为"急性传染性肝炎"，住院治疗4月余，黄疸稍退，但腹胀不能食，疲乏倦怠，身形清瘦，两胁下疼痛。询问得知，患者在住院期间，该院对肝炎病人一律采用协定处方，内有栀子、黄柏、龙胆草、板蓝根等，因过服苦寒药导致病情加重，病者要求出院，并到门诊求许老诊治。诊见面色萎黄，暗无光泽，形体消瘦，神疲畏寒，两胁疼痛，腹胀痞满，目微黄，大便稀溏，舌苔白腻，脉左关弦大，右关沉迟无力。复查肝功：麝香草酚浊度试验15个单位，麝香草酚絮状试验（+++），谷丙转氨酶300个单位。证属肝气乘脾、寒湿阻遏之黄疸。治以健脾疏肝，温中和胃，佐以利湿之剂。

处方：

党参12克　白术12克　茯苓12克　陈皮9克　高良姜9克　生山药12克　砂仁6克　茵陈10克　橘叶9克　白芍12克　元胡12克　甘草5克

方中茵陈主黄疸而利湿；党参、白术、茯苓、山药、陈皮、甘草健脾和胃渗湿；高良姜、砂仁温中散寒；白芍、元胡、橘叶疏肝理气止痛。

二诊：上方服10余剂，症状显著减轻，黄疸消失。此后以健脾和胃疏肝之法调理3个多月，复查肝功能4次，渐次正常。

【按】《临证指南医案》蒋式玉按指出："阴黄之作，湿从寒化，脾阳不能化热，胆液为湿所阻，渍于脾，浸淫肌肉，溢于皮肤，色如熏黄，阴主晦，治在脾。"本例阴证发黄，乃由阳黄过服苦寒药，克伤脾胃而得者。脾胃虚弱，中阳不运，故食少纳呆；肝胆气机不畅，寒湿留滞中焦，胆汁外溢，故身目色黄晦暗，两胁疼痛；寒湿困脾，升降失司，故见恶心呕吐，腹胀脘闷，大便稀溏；神疲畏寒，为阳气已虚，气血不足所致；湿浊不化，故舌苔白腻；左关脉弦大主肝胆气滞，右关脉沉迟主脾阳虚湿盛。前医不知治未病之理，不明治肝补脾之要，妄投栀、柏苦寒之品，任病者啜服，如此，鲜不偾事败复。不知实脾，复加害之，虽云治病，无异杀人。故医者当加意于前贤之论也。本例既病误治，急当图救，投以甘温健脾、疏肝理气之剂，俾脾气实则湿无由生，木条达则无乘脾之理，五行运化如常，则沉疴自已。

急性肾炎

风寒束肺　水湿停蓄

症见恶寒发热，咳嗽气喘，颜面四肢浮肿，或伴有胸水，小便短少，口和不渴，大便如常，舌苔薄白，脉浮紧。治以宣肺解表，利水消肿。宜加减杏苏汤。

方药：

苏叶9克　炒杏仁9克　麻黄6克　荆芥9克　防风9克桑白皮9克　茯苓皮15克　生姜皮9克　车前子9克　冬瓜皮15克　桔梗9克　柴胡8克　甘草5克

【按】风寒袭肺，肺卫不宣，阳气被郁，故见恶寒发热；肺失肃降，故咳嗽气喘；肺不宣化，三焦气滞，水湿停于上焦，故颜面浮肿，或伴有胸水；水湿泛滥，则四肢浮肿。

方中荆、防能外解风寒，通宣肺卫，使阳气外达，调理三焦气化之功能，以消水肿；桑皮、杏仁开降肺气，以治咳嗽气喘；佐车前子、茯苓皮、冬瓜皮调理脾肺，利水消肿；柴胡祛寒热；桔梗宣肺而利咽膈；甘草和中健脾；生姜皮温散而行水。

风热郁肺　水湿泛滥

症见头痛发热，咽喉红肿疼痛，咳嗽气促，口渴喜饮。初起头面四肢轻度浮肿渐甚，小便短少色黄赤，大便干，舌苔黄，脉滑数，或弦滑而数。治以清宣肺热，解毒利水。宜加减银翘散。

方药：

银花15克　连翘12克　桑叶9克　桔梗9克　薄荷9克炒牛蒡子9克　板蓝根9克　白茅根15克　玄参9克　杏仁9

克　麦冬9克　射干9克　生石膏15克　甘草6克

【按】风热郁肺，故见头痛发热，咽喉红肿疼痛，咳嗽气促。肺气遏，三焦气滞，热毒停留，蕴蒸于内，泛滥于上，故口干喜饮。初起面部四肢浮肿，逐渐高度浮肿，尿赤、便干、苔黄、脉数，均为风热搏结、水湿泛滥之象。

热毒内蕴　血热妄行

症见咽喉红肿，或扁桃体肿大，或轻度浮肿，口干，尿少赤涩，舌质红，脉细数。治以清热解毒，滋阴凉血。宜加减阿胶散。

方药：

生地12克　玄参9克　寸冬12克　丹参9克　栀子炭9克　阿胶12克　白茅根15克　银花15克　藕节15克　炒牛蒡子9克　板蓝根9克　当归9克　丹皮9克　公英15克甘草6克

【按】肾之经脉，循喉咙夹舌本，肾阴不足，热毒内蕴，热毒循经上炎，故咽峡红肿；热毒下迫膀胱，血热妄行，故尿少红赤；脉沉数或细数，都是阴虚有热之征象。

方中生地、玄参、板蓝根、银花、公英、甘草养阴清热解毒；当归、丹皮、丹参、阿胶、藕节、栀子炭凉血活血而止血；白茅根凉血清热，有利尿作用；加寸冬润燥而生津。

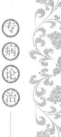

93

脾虚肺壅　肿满喘急

高度浮肿，而伴有胸水，肺中水气喷急，咳嗽气喘，不得卧，小便短少。治以理脾消肿，泻肺利水。宜益脾大枣泻肺汤。

方药：

茯苓皮24克　冬瓜皮24克　白术12克　陈皮9克　桑皮9克　大腹皮9克　猪苓9克　泽泻9克　车前子9克　葶苈子9克（隔纸炒）　大枣4枚

方中用茯苓皮、白术健脾利湿为主；猪苓、泽泻、车前子利水消肿；陈皮理气和中，健脾化湿；大腹皮主水气外溢之皮肿；湿而偏热用冬瓜皮，清热利水，渗湿消肿；更以葶苈子、桑白皮泻肺利水，葶苈子隔纸炒以缓其急，过急恐伤气；加大枣之甘以缓之，以防其弊。

如合并心力衰竭者，用加味生脉散或独参汤，或中西医结合治之。

慢 性 肾 炎

水肿为患　理脾消肿

症见浮肿严重，有腹水，合并症状显著，脉浮中沉三部均有力，食欲尚好者，采用治标法，消肿逐水除胀。宜加减理脾消肿汤。

方药：

大腹皮 9 克　茯苓皮 30 克　冬瓜皮 30 克　桑白皮 9 克陈皮 6 克　车前子 9 克　泽泻 9 克　猪苓 9 克　防己 9 克　沉香 6 克　槟榔 9 克　炒二丑各 9 克　白术 12 克

五皮饮加白术理脾除胀；用四苓利水消肿；防己除湿；槟榔、沉香、二丑逐水而祛胀。此外，炒二丑研末冲服 6 克足以奏效，如用水煎 15 克就不及 6 克冲服奏效迅速。又，沉香乃芳香之品，如煎服，香气挥发而失去效用，均以研末冲服为好。但近来伽南香之类乏货，以沉香代之，用时无法研末，只可水煎，往往效果不佳。

阴水浮肿　温阳利水

阴水症见脉沉迟或沉细，颜面苍白，口和不渴，全身浮肿，腹胀，小便清白而短少。治以温脾阳利水消肿。宜加减理脾消肿汤。

方药：

茯苓皮30克　大腹皮9克　冬瓜皮30克　泽泻9克　猪苓9克　车前子12克　白术12克　桂枝6克　附子6克　干姜6克　陈皮9克　槟榔9克　二丑各6克

方中用诸皮以皮治皮，除湿消肿；五苓散温阳而利水；桂附姜温肾扶阳；槟榔、二丑、车前除胀而逐水。

阳水浮肿　清热利水

阳水症见脉细数，口干渴，喜冷饮，小便短赤，全身浮肿兼腹水。治宜清热利水消肿。

方药：

茯苓皮24克　冬瓜皮24克　桑白皮9克　大腹皮9克陈皮9克　猪苓9克　泽泻9克　车前子12克　木通9克滑石12克　薏苡仁9克　炒二丑各6克　槟榔9克　白术9克

方中五皮饮、四苓散、薏苡仁益脾除湿消肿；木通、滑石、车前子清热而利水；加槟榔、二丑除胀而逐水。

高度浮肿　理气逐水

症见高度浮肿，阴囊肿大，小便不利，腹大，青筋暴露，脐突，足心平，大便不畅，脉沉迟，有败症危象。宜在利水消肿剂中加逐水理气之品。

方药：

槟榔9克　炒二丑各9克　郁李仁9克　茯苓皮24克冬瓜皮24克　泽泻9克　猪苓9克　广木香6克　沉香5克大腹皮9克

方中以槟榔、二丑、郁李仁行滞润肠利水；冬瓜皮、茯苓皮治水而消肿；泽泻、猪苓除湿利水；木香、沉香、大腹皮行气导水除胀。

如脉虚无力，可加参、芪，或服药前先炖服人参汤，而后再服药。

脾虚失运　健脾利水

患者张某，男，7岁。

3年前患急性肾炎，化验尿蛋白（＋＋＋），经多次住院西医治疗未愈，转为慢性肾炎。患儿精神不佳，不思饮食，纳食则腹胀，大便稀溏，小便短少。因服激素致头面虚胖，下肢稍有浮肿，舌苔白，脉沉细。此属脾虚失运之水肿。治以健脾温中，利水消肿。

处方：

党参10克　黄芪10克　白术12克　云茯苓10克　山药12克　泽泻9克　猪苓9克　车前子10克　薏苡仁12克　生姜皮6克　陈皮9克　佛手10克　炙甘草5克　大枣3枚（剖开）

方中党参、黄芪、炙甘草、大枣补气健脾；白术、云茯苓、山药健脾渗湿；猪苓、泽泻、车前子、薏苡仁助膀胱之气化而利水、实大便；生姜皮温中散寒消肿；陈皮、佛手理气和胃。

二诊：服上方10剂，小便较前增多，肿势渐退，食欲增加，腹胀减轻。原方再加芡实8克，白扁豆10克，以收健脾止泻、固肠益肾之效。

三诊：服上药10剂，浮肿基本消退，略有腹胀，精神尚佳，食纳增多，舌淡，苔白，脉较前有力。上方加大腹皮8克，川朴8克，砂仁5克，以健脾消胀。

共服药30余剂，症状全部消除，连续3次尿检，各项均正常，病愈返回家乡。

【按】小儿无七情忧思之害，房劳之灾，一般不会累及先天，故调理脾胃是治愈本病的关键。本例患儿水肿，病程3年余，时轻时重，缠绵难愈，诸医束手。患病日久，脾气虚弱，中阳不振，土不制水，而致下焦水湿泛滥，溢于肌肤而为水肿；脾阳不足，化谷无力，故食后腹胀，不思饮食，便溏；脾虚不能运化精微至全身，故见精神不振；脾阳虚，膀胱气化不利，水湿停聚下焦，故小便短少；舌淡苔白润，脉沉细，均是脾虚水聚、阳气不足之象。

许老根据患儿久病不愈这一情况，察证诊脉，着眼于脾胃二经。病属脾气虚、脾阳失运之水肿，故治疗以补气温中、健脾利湿为主，用党参、黄芪、白术、山药、砂仁等补脾温中，再配芡实、薏苡仁等固肾补益之品，对慢性肾炎难以消除之顽固蛋白尿有比较理想的效果。不仅小儿水肿如此，成人水肿遇此情况，亦能同样收效，此为许老行医数十年屡试不谬者，医者不妨采用。

慢性肾炎恢复期

水肿消退后，尿中仍有蛋白，肾功能未恢复正常，患者有各种症状存在，可按不同类型分别予以治疗。

肾阴不足　六味地黄

症见脉沉细而数，口干，腰酸困，腰痛，下肢胀，小便黄，头晕耳鸣。宜加味六味地黄汤。

方药：

熟地9克　山萸肉9克　山药9克　丹皮9克　茯苓12克　菊花9克　枸杞12克　川断12克　玄参9克　泽泻9克　杜仲9克　牛膝9克

以六味地黄汤滋肾水益肾阴；加菊花、玄参滋少阴水，清上焦火而明目；枸杞、杜仲、川断、牛膝强腰固肾，育阴而潜阳。

肾阳不足　济生肾气

症见脉沉弱，畏寒，怕冷，四肢不温，腿酸足软，腰背困，阳痿。宜加味济生肾气汤。

方药：

熟地12克　山萸肉9克　山药9克　丹皮9克　泽泻9克　茯苓12克　油桂6克　附子6克　牛膝9克　鹿茸0.4克　紫河车0.4克（以上2味装胶囊用）　巴戟9克　生杜仲9克　胡桃仁9克（嚼服）　车前子9克。

方中六味地黄汤滋肾水；加桂、附、巴戟、鹿茸、河车温肾阳；牛膝、杜仲、胡桃仁强腰固肾气。

用药注意：鹿茸温补下元，生精益血，主治真阳衰竭，精血两亏。鹿茸之补阳与桂附不同：桂附长于祛寒，其燥热之性易于消灼津液；鹿茸为血肉有情之品，其性温煦，长于补虚，但入丸散用者较多，予治肾阳虚精血亏损之证，每次用0.6克，研细末，服药后开水冲服，徐徐达到温肾生精血之效，不能求速效。如桂附用量过大，可引起鼻中带血，应注意。

胡桃仁有补肾利水作用，含油不易煎服，入丸剂最宜。在临床治疗肾炎水肿消退后，让患者每天用1个核桃烧热去皮嚼服。

水不涵木　迫血妄行

肾阴虚，水亏不能涵木，肝热迫血妄行，鼻衄血，或牙龈出血，喜冷而恶热。治宜滋阴凉血止血。

方药：

当归9克　白芍9克　生地9克　熟地9克　丹皮9克乌犀角5克　玄参9克　栀子炭9克　藕节24克　白茅根15克　花蕊石12克　柏叶炭9克

方中二地滋阴；归芍养血；犀角、玄参、丹皮凉血清热；

栀子炭、柏叶炭、藕节、白茅根化瘀凉血而止血。

阴虚阳亢　滋阴潜阳

肾阴虚肝阳亢，血压增高，脉弦大或洪大有力，头晕头痛，视物不清，头重脚轻，烦躁，夜寐不宁，大便干燥。治以柔肝养阴潜阳。宜降压汤。

方药：

生石决明12克　草决明12克　紫贝齿9克　生地12克玄参9克　桑寄生9克　生杜仲9克　白芍12克　菊花12克怀牛膝9克　炒枣仁12克　龙齿12克　龙胆草5克　羚羊角粉0.6克　珍珠母12克

方中石决明、紫贝齿、珍珠母平肝潜阳；生地、玄参、白芍、杜仲、牛膝养阴平肝，滋水固肾；菊花、龙胆草泻肝胆之火而明目；枣仁、龙齿养心安神而除烦；草决明、羚羊角乃息风明目之良品。

注意：羚羊角粉如为机器加工之细粉可冲服；如为粗粉或丝状则不能冲服，可先煎30分钟后再入其他药品。

心肾不交　养心益肾

肾阴虚，心肾不交，夜梦遗精，腰酸背困，疲乏倦怠。治以养心益肾加以涩精。宜加味地黄汤。

方药：

熟地9克　山萸肉9克　丹皮9克　茯苓12克　山药12克　泽泻9克　生龙骨9克　生牡蛎12克　莲须9克　当归9克　芡实12克　菟丝子9克　金樱子9克　枸杞12克　白芍9克

方中用六味地黄加菟丝子、枸杞滋阴益肾；生龙牡、芡实、莲须涩精止遗；归芍平肝养血；金樱子味酸，收敛固脱，善治遗精滑泄。

心神不宁　宁心安神

血虚心神不宁，脉弱无力，头眩晕，烦躁失眠，心悸怔忡，夜寐梦多，健忘。治以宁心安神。宜安心定志汤。

方药：

当归 12 克　白芍 9 克　茯神 9 克　远志 9 克　生龙齿 12克　炒枣仁 12 克　龙眼肉 9 克　五味子 9 克　珍珠母 12 克柏子仁 9 克　菊花 12 克　竹叶 9 克　炙甘草 6 克

方中当归为补血之要药；白芍养肝敛阴；茯神、远志、龙齿、柏子仁、龙眼肉养心而安魂魄；健忘者宜炒枣仁、五味子，此乃酸敛之品，以强心安神，得竹叶而安神入睡尤速；珍珠母、菊花平肝潜阳明目；炙甘草除虚热、补三焦而强心。

气虚畏寒　补中益气

气虚，食欲不振，神疲倦怠，畏寒自汗，渴喜热饮，少气懒言，易感冒，便溏，脉虚大无力。宜补中益气汤加减。

方药：

黄芪 12 克　党参 9 克　白术 12 克　茯苓 9 克　白扁豆 12克　陈皮 9 克　升麻 2.4 克　柴胡 2.4 克　当归 9 克　桔梗 9克　炙甘草 6 克　生姜 6 克　大枣 3 个　山药 12 克

本方为益气升阳固虚的代表方剂。参、芪甘温益气为主，配伍少量升、柴，升举清阳；白术、山药、陈皮、扁豆健脾益气，适用于脾虚气弱；当归养血补中而除虚热；生姜、大枣以调和营卫。该方不失为甘温除大热的有效方剂，在临床运用此方时必须掌握脾胃虚弱为主及中气不足之实质，才能抓住本方之重点。此外，本方还适用于内脏下垂疾病，如胃下垂、子宫脱垂等。

脾胃虚寒　温中散寒

脾阳虚，脾胃虚寒，腹痛腹泻，呕吐食少，口不渴，少气懒言，肢冷，食欲不振，喜热饮，脉沉迟或沉缓无力。治以温中散寒。宜理中汤加味。

方药：

党参 12 克　白术 12 克　干姜 8 克　砂仁 6 克　炮附子 6 克　炙甘草 6 克　生姜 6 克

本方乃温中健脾之剂，功能振奋脾阳，适用于脾胃虚寒所引起之呕吐、泄泻、肢冷等症。如脾胃寒盛可加紫油桂、公丁香、附子、干姜以温中祛寒。人参补气益脾；白术健脾除湿；炙甘草和中补脾；干姜温中；生姜散表寒；砂仁行气和中、开胃消食而止呕。如腹胀痛酌加广木香；大便稀溏加山药、白扁豆以整肠理脾而止泻。

脾阴不足　固阴润燥

脾阴虚，胃部发热嘈杂，口干渴喜冷饮，大便干，舌质红，脉细数。宜固阴甘露汤。

方药：

生地 12 克　玄参 9 克　沙参 9 克　石斛 9 克　生石膏 12 克　天冬 9 克　麦冬 12 克　花粉 9 克　甘草 3 克

如大便秘结可将寸冬加至 30 克，润燥通便而不伤正气。

101

肾炎感冒

凡肾炎患者，身体衰弱，抵抗力减退，最易感冒。因脾肺肾三脏皆虚，津液不足，肺蕴郁热，兼外感风邪所致。通过临床观察，感冒后有两种现象：一种是脉浮兼紧，属于风寒，主症为头痛，眼困，鼻流清涕，恶寒咳嗽，关节疼痛；一种是脉浮而数，属于风热，即邪热蕴结，外感风邪，主症为口干渴，头晕发热，关节酸楚，咳嗽，小便黄赤。

风寒感冒　辛温解表

肾炎感冒属风寒者，脉浮紧。宜辛温解表。

方药：

荆芥9克　防风9克　紫苏叶9克　炒杏仁9克　桔梗9克　前胡9克　柴胡9克　川芎8克　羌活8克　白芷6克　甘草5克　生姜6克

咳嗽甚加紫菀；痰多加橘红、半夏；头痛甚加蔓荆子、藁本；恶心加陈皮、竹茹。

辛温解表采用荆防败毒杏苏之义。荆、防、苏叶解表发汗；羌活、白芷、柴胡、川芎散风祛寒止痛；杏仁、前胡、桔梗理肺止咳；生姜散表寒；甘草和诸药而解毒。

风热感冒　辛凉解表

肾炎感冒属风热者，脉浮数。宜辛凉解表。

方药：

银花15克　连翘12克　牛蒡子9克　菊花9克　薄荷9克　桑叶9克　炒杏仁9克　芦根12克　甘草5克

口干渴加麦冬、花粉；头痛加蔓荆子；咽喉痛加炒僵蚕、蝉蜕、山豆根；咳嗽加川贝、前胡。

本病初起多有恶寒，如恶寒较重加柴胡、黄芩。

辛凉解表法，采用银翘散、桑菊饮之义。银花、连翘、芦根、菊花为清热解毒之品；配薄荷、桑叶宣透风热；杏仁、桔梗、牛蒡子、甘草宣肺利咽，化痰止咳。

肾炎蛋白尿

治肾炎蛋白尿　健脾补肾为要

肾炎蛋白尿很顽固，在慢性肾炎中，一般症状消失后，尿蛋白在短期内不易消失。究其病因，不外脾虚肾虚，精气外泄，肾关不固，不能统摄所致。但肾炎病人都不同程度地出现尿蛋白，其中有因寒因热之分，夹热者小便黄赤，夹寒者小便清白。症状即肾炎见症，如面色苍白，腰酸腿软，精神倦怠，腰痛或腰部跳动，尿蛋白多，脉搏虚弱无力，舌质淡。治以健脾补肾，滋阴助阳，填肾窍涩精，着重于固本。宜补肾丸加减。

方药：

熟地60克　山萸肉30克　山药24克　茯苓18克　丹皮12克　泽泻12克　紫油桂15克　炮附子15克　车前子30克枸杞30克　黄芪30克　人参30克　白术30克　巴戟24克菟丝子21克　金樱子30克　鹿角胶30克

上药共为细末，炼蜜为丸，每丸9克重。每服2丸，日服2次。

方中六味地黄以滋阴；桂附以助阳；参芪术苓健脾益气；车前利尿，补中有通，以防壅遏；巴戟温肾阳；枸杞、菟丝子、金樱子、鹿角胶固肾敛精。

本症也可用河车大造丸以滋阴益肾，填精固虚，但其中黄柏治阴虚火旺之遗精，用量不可太多，以防引起小腹痛、大便溏。

小儿蛋白尿　补脾胃为要

小儿浮肿消退后，无腰酸腰痛之症（因小儿为稚阳之体），但出现面色白，消化不良，大便不实。治宜补脾胃为主，用健脾祛白汤，尿蛋白可消失。

方药：

山药12克　白扁豆9克　莲肉12克　薏苡仁12克　芡实12克　黄精9克　黑豆9克　龙眼肉9克　炙黄芪12克　白术9克　河车粉0.6克（装胶囊冲服）

方中炙黄芪补中益肺气；白术、山药、白扁豆、莲肉健脾固肠；龙眼肉补心脾之虚；黄精治脾胃虚弱病后之体虚乏力；黑豆治阴虚血亏而益肾。

【按】健脾祛白汤，为小儿肾炎浮肿已消但尿中仍有蛋白而设，以益肺气、健脾胃为主治，使脾胃健运，食欲增加，尿蛋白逐渐消失。

肾虚之候　以肾治肾

从数年临床实践来看，应用分寒热辨虚实之法，围绕补肾固虚、益精健脾、大补气血为主，常可收效。但疗程要长，欲速效为难。

浮肿消退后腰困，腰痛，腰部跳动，乃肾虚之候，采用以肾治肾的脏器疗法，宜服猪肾汤。

方药：

猪肾（即猪腰子）2个　当归6克　砂仁5克　陈皮6克　油桂3克　生姜3片

煎法：将猪肾用刀剖开数块，与上药一同入砂锅内，以文火炖至猪肾熟为度。

服法：将药渣去净，吃猪肾喝汤。每天2个。

【按】几年来，在临床上观察了数十例，效果颇好，消除以上症状明显，而且可帮助恢复肾功能。

肝阳犯胃　平肝和胃

若肝阳犯胃而致恶心呕吐较甚者，可用代赭石21克，伏龙肝30克，研末过滤，共用水煎下药：

白术9克　茯苓9克　竹茹12克　半夏曲9克　陈皮9克　白芍12克　石决明12克　生姜6克

方中用石决明、白芍平肝潜阳；苓、术健脾；竹茹、陈皮、半夏曲和胃止呕。

阴阳俱虚　桂附八味

肾炎后期，肾功能高度损伤时，往往出现肾阴阳俱虚，面色白，额上黧黑无华，头晕目眩，腰酸足软，畏寒怯冷，夜间手足心热，舌淡无苔，舌边有齿痕，脉沉细无力，或沉数无力。用加味桂附八味地黄汤。

方药：

熟地9克　生地9克　山萸肉9克　丹皮9克　茯苓12克　山药12克　泽泻9克　炒附子6克　紫油桂6克　巴戟6克　鹿角6克　白芍9克　枸杞12克　炙龟板9克　菊花12克

方中六味地黄滋阴益肾；桂、附、鹿角霜、巴戟温肾阳；生地、白芍、枸杞、龟板、菊花平肝养阴，凉血明目。该方阴阳兼顾，在临床上观阴阳两虚之偏重情况加减灵活运用之。

尿　毒　症

尿毒症多由于肾炎后期肾脏排泄能力大大减退而致，症状涉及全身，尤其在脾胃运化方面更加显著。病发展到这种局面治疗十分棘手。在扶正祛邪布局时须慎重考虑，一旦立法处方不周，即会影响疗效。病到此时乃重危变化多端之际，常常出现脾胃衰败，水不得入口，一入即吐，且呕吐十分顽固。健脾和胃止吐是治标之法，使胃气有了再生能力，就能灌溉周身。

湿浊犯胃　浊气上逆

症见恶心不止，呕吐频作，食入即吐，皮肤瘙痒，口有尿味，身倦乏力，嗜睡神疲，舌质胖白，边有齿痕，脉沉滑无力。治以和胃止呕，健脾降逆。用加味二陈汤。

方药：

茯苓12克　白术9克　半夏9克　砂仁6克　广木香5克　竹茹9克　炒神曲12克　炒麦芽12克　炙甘草6克　生姜6克　陈皮9克

肾炎后期先后天受损，脾肾俱虚，升降运化失调，故恶心不止，呕吐频繁，食入即吐，逐步走向胃败。因此，治疗原则是和胃止呕，使呕吐止而食欲渐增，而后调理治疗之。脾主四肢，脾虚湿困，故身倦疲乏，嗜眠神疲，精神萎靡。

方中苓、术健脾和胃除湿；半夏、砂仁、竹茹、广木香和胃降逆止呕；神曲、麦芽、陈皮健脾和胃，增进饮食；炙甘草和中补三焦；生姜止呕而散寒。

应注意尿毒症之呕吐不易立刻止住。药煎好后，徐徐服，以防服后即吐。服药前，先用筷子蘸醋在舌根上压一下，而后再服药，每次喝30克，如吐，半小时后再把药温一下，徐徐喝几勺，吐了再服。不要因频繁呕吐而无法治疗，产生悲观情绪。

若虚极则需防脱。可用人参煎汤或配合输液，待呕吐停止，再以健脾养胃，巩固疗效。

若脾胃运化失职，恶心呕吐不止，肾气衰极，气虚，心血亏虚，兼见四肢厥逆、大汗出、心跳气短、呼吸窘迫者，可用参附汤，如汗止阳回，再继续服固肾之剂；若面赤气促，神昏不语，脉搏弦数或滑数，可服局方至宝丹或局方牛黄清心丸，开窍祛痰以安心神。

肾阳衰微　真阴亏损

症见头晕耳鸣，四肢厥冷，心悸气短，腰酸倦怠，小便不利，舌质淡，舌胖无苔或苔薄白而光。治以温肾阳，补真阴。

方药：

熟地9克　山萸肉9克　茯苓12克　淫羊藿9克　山药9克　枸杞12克　紫油桂5克　炮附子6克　党参12克　五味子9克　巴戟9克　肉苁蓉12克　麦冬9克　泽泻9克

方中以熟地、山萸、枸杞、山药滋阴补肾；生脉散益气养阴；淫羊藿、巴戟、桂、附温振肾阳；苁蓉补肾气；茯苓益气养心而利水；佐泽泻利湿益肾。

脾肾两亏　心血不足

症见头晕目眩，心悸气短，精神倦怠，食欲不振，夜不能寐，视力减退，面色㿠白，脉沉弱。治以益肾健脾，养心安神。

方药：

熟地9克　枸杞12克　五味子9克　党参12克　白术12克　茯神9克　炒枣仁12克　远志9克　炙芪12克　当归9克　白芍9克　陈皮9克　柏子仁9克　炙草6克

方中参、术、苓、草健脾胃而固气；熟地、枸杞、五味、白芍补益精血；黄芪、当归益气养血；枣仁、远志、柏子仁养心安神；佐陈皮以醒脾和中。夜寐梦多加琥珀6克研末冲服，亦可加龙齿；加砂仁以防碍胃。

尿毒症危险期已过，病情稳定后，若体质虚弱，肾功能检查仍差，可服如下丸药，以扶正固本。

方药：

熟地30克　山萸肉60克　鹿肾60克　驴肾90克　海狗肾10条　核桃仁60克　炙黄芪30克　当归60克　河车粉60克　枸杞30克　山药30克　白术24克　寸冬30克　泽泻15

克　巴戟 24 克　茯苓 21 克

上药共为细末，炼蜜为丸如绿豆大。每服 9 克，日服 2 次。

另有验方：

（1）猪肾汤：适用于腰困腰痛，肾功能低下，大量蛋白尿者。

猪肾（即猪腰子）2 个　当归 6 克　砂仁 5 克　陈皮 6 克　紫油桂 3 克　生姜 3 片

猪肾用刀剖开数瓣，与药同入砂锅内，以文火炖熟。临服将药渣去净，吃肾喝汤。

（2）三肾保元丸：适用于尿毒症危险期已过，病情稳定后，体质虚弱，肾功能低下者。

熟地 30 克（砂仁水炒）　山萸肉 30 克　鹿肾 30 克　驴肾 90 克　海狗肾 10 条　核桃仁 60 克　枸杞子 60 克　山药 30 克　茯苓 24 克

共为细末，炼蜜为丸，如绿豆大。每服 9 克，日服 3 次。

（3）健脾祛白汤：适用于小儿水肿已消，大量蛋白尿者。

山药 12 克　白扁豆 9 克　莲肉 12 克　薏苡仁 12 克　芡实 12 克　黄精 9 克　黑豆 9 克　龙眼肉 9 克　炙黄芪 12 克　白术 12 克

水煎服。紫河车粉 0.6 克，装入胶囊，分 2 次冲服。

肾衰尿毒症　先标后治本

患者孙某，男，33 岁，工人。

孟冬来初诊。浮肿半年余，常易感冒，小便短少，经中西医多次治疗，效果不著。近因气候变化又患感冒，病情加重，浮肿尿少更甚，经休息治疗，感冒虽已，浮肿不退，举家惶惶，因来就诊，门诊检查后收住院治疗。症见全身浮肿，浮肿以下肢明显，按之凹陷不起。面色苍白，呕吐频繁，脘腹胀满，口中自觉有尿味，腰膝酸困，神疲乏力，动辄出汗，胃纳甚差，小便短少，舌质淡，苔白，舌边有齿痕，脉濡细无力。西医检查腹部有移动性浊音，腹水征阳性，肝脾未触及。尿检：尿蛋白（＋＋＋），红细胞（＋），少数白细胞及颗粒管型，酚红排泄试验为零，非蛋白氮 90mg%，二氧化碳结合力 23 容积%。西医诊断为慢性肾炎（尿毒症）。证属肾阳衰微，脾阳不振。急则治其标，缓则治其本，今呕吐不能食，乃后天胃气将败矣，亟救勿失。法当降逆止呕、健脾和胃治之。

处方：

白术 12 克（土炒）　赤茯苓 12 克　砂仁 6 克　半夏 8 克（姜炒）　陈皮 9 克　竹茹 10 克　甘草 5 克　生姜 4 片　伏龙肝 30 克（研细末，水飞，纱布过滤，用伏龙肝水煎诸药）

二诊：服上方数剂后，呕吐逐渐好转，略能进一些食物，精神稍振。标急已解，转治腹水。治以温阳利水。

处方：

白术 12 克　茯苓皮 30 克　大腹皮 12 克　泽泻 10 克　猪苓 10 克　车前子 12 克　陈皮 9 克　生姜皮 9 克　薏苡仁 12 克　桂枝 8 克　附子 9 克（炮）

方以桂枝、附子温运阳气；伍猪苓、泽泻、车前子、茯苓皮、大腹皮助膀胱气化，温阳渗湿，利水消肿；白术、薏苡仁健脾除湿；生姜皮温阳利水；陈皮理气和中止呕。合而用之，有退阴寒、温阳化水、实脾除湿之功效。

三诊：上方服 3 剂后尿量即增，浮肿见消，继以上方加减，服 10 余剂，小便增多，浮肿逐日消减，但腹水排除较慢。治疗月余，查尿蛋白（＋＋＋），红细胞 2~4 个，白细胞（－），肾功能未见明显好转。继以温阳利水、健脾消肿方法治之。服药 40 余剂，浮肿、腹水基本消退，足踝部尚有轻度浮肿，食欲、精神均明显好转。仍腰膝酸困。此脾胃运化增强而肾阳不复，故宜以培补肾阳之剂巩固疗效。方取桂附八味之意，加味治之，名曰固肾温阳汤。

处方：

熟地 10 克　山萸肉 10 克　丹皮 9 克　山药 12 克　云茯苓 9 克　泽泻 9 克　紫油桂 6 克　附子 9 克（炮）　牛膝 9 克　黄毛鹿茸 1 克　紫河车 1 克（以上 2 味，研细末，另包，分 2 次冲服）　巴戟天 10 克　生杜仲 10 克　胡桃肉 10 克（嚼服）　车前子 9 克

围绕本方加减，治疗半年之久。尿检：尿蛋白（+）。肾功能日趋恢复，患者有时仍觉腰膝酸困，但能到附近公园散步。继服三肾保元丸。

处方：

熟地 30 克　山萸肉 30 克　鹿肾 60 克　驴肾 90 克　海狗肾 10 条　核桃仁 60 克　炙黄芪 30 克　当归 30 克　河车粉 60 克　枸杞 30 克　山药 30 克　白术 30 克　寸冬 30 克　泽泻 15 克　巴戟肉 25 克　云茯苓 25 克

上药共为细末，炼蜜为丸如绿豆大。每服 9 克，日服 2 次。前后治疗近 1 年，终于使这例肾功能衰竭病人痊愈，屡次尿检均正常。

【按】张介宾尝云："凡水肿等证，乃肺、脾、肾三脏相干之病。盖水为至阴，故其本在肾；水化于气，故其标在肺；水惟畏土，故其制在脾。今肺虚则气不化精而化水，脾虚则土不制水而反克，肾虚则水无所主而妄行。"喻嘉言则谓："惟脾、肺二脏之气结而不行，后乃胃中之水日蓄，浸灌表里，无所不到也……肾者胃之关也，肾司开合，肾气从阳则开，阳太盛则关门大开，水直下而为消；肾气从阴则阖，阴太盛则关门常阖，水不通而为肿。"由此看来，水肿的发生，与肺、脾、肾三脏关系最为密切，其中以肾为本，以肺为标，而脾为制水之脏。在治疗上，张仲景谓："诸有水者，腰以下肿，当利小便；腰以上肿，当发汗乃愈。"张介宾则主温补："温补即所

以化气，气化而痉愈者，愈出自然。"总之，本病治疗当以急则治其标、缓则治其本为指导思想，酌用发汗、利尿、逐水、健脾、补肺、温肾、降浊等法，次第用之，有法有方，然后有效。本例水肿，西医定为肾功能衰竭（尿毒症），已属难治之症，但许老根据病情变化的整个过程，视其轻重缓急，首用治标之法降其吐逆，安其胃气，继之温阳淡渗，通利小便，尔后扶正固本，培补脾肾，终以扶正温补肾阳，兼益肾阴。经较长时间的治疗，最终使颇难措手之危重病者转危为安。

郁　证

郁证，类如神经衰弱，朱丹溪有"六郁"之说。初起总关乎情伤气郁，郁久则病变丛生，迁延失治，由气及血而影响他脏。如气逆上冲，扰动心神则营血亏损，发为脏躁之证；气逆于肺，肺阴受损，发为肺痿、百合之病；气逆于脾且痰气郁结，发为梅核气者有之；气郁血滞则发为癥瘕。故宜早期治疗，疏通气机为主，以防病情发展。

痰气两郁　疏肝化痰

患者刘某，女，16岁，学生。

因考学未中，羞于见人，终日精神抑郁，闷闷不乐，善长太息以自解，性情活泼而忽然低沉。家人多方开导，仍神情呆痴，饮食不下，咽中若有物梗阻，懒与人言，喜静坐而少动，夜不能眠。舌淡，苔白滑，脉弦滑。证属肝气抑郁，痰气交阻，心血不足。治以疏肝理气，化痰开窍，养心安神。

处方：

白芍12克　广木香5克　当归12克　半夏9克　橘红12克　胆星5克　茯苓10克　炒枣仁12克　龙齿12克　远志

12克　石菖蒲12克

白芍、当归养血疏肝；半夏、橘红、胆星、茯苓、广木香化痰理气，健脾开胃；炒枣仁、龙齿、远志、石菖蒲养心安神，开窍解郁。

二诊：服药5剂，夜能安眠，神志好转，饮食增多。仍宗上方加珍珠母12克、竹叶8克以增强安神之力，继服4剂调理治之，配合开导思想，病速愈矣。

【按】王安道云："凡病之起，多由于郁，郁者，滞而不通之义。"朱丹溪将本病分为六郁：曰气，曰血，曰痰，曰湿，曰食，曰火。本例病者，因志愿不遂，肝郁抑脾，耗伤心血，致成此病。《灵枢·口问》云："悲哀愁忧则心动，心动则五脏六腑皆摇。"肝气郁滞，则神情默默而善太息；郁久伤脾，故见饮食减少；心血耗伤，故夜不能寐；肝郁乘脾，脾运失健，生痰聚湿，痰气交阻，故咽中如梗；舌苔、脉象均为肝郁脾湿之象。其病痰气两郁兼而有之，故其治法则以化痰开窍、理气疏肝为主，更兼以养心安神之品。前人有治病不失人情论，许老亦以为然也。盖此病之发，虽由外界刺激而来，而病家曲意不伸，悱恻难解，则全在自处耳。病家、医家均当知之，庶能见病知源，治无不效也。

虚　劳

虚劳多以气血阴阳辨证施治。具体临证则甚为复杂，病程短者多伤在气血，病程长者多伤及阴阳，而气血与阴阳又有密切关系。新病者症状较少，而久病者见症复杂，辨证之时深感困难，因常有虚中夹实、实中夹虚之复杂现象，如大虚有盛候，大实有羸状，一旦辨证欠详，疗效即不理想。对于此病的治疗应多宗张景岳"阴中求阳，阳中求阴"之法，方法不嫌其多，越细越好。

气血两虚 补气养血

患者邱某，男，25岁，学生。

食欲不振，倦怠乏力，头晕健忘，目眩耳鸣，气短懒言，自汗。病已2年，屡次更医，效果不显，近期病情加重。西医确诊为"再生障碍性贫血"。化验红细胞280万/立方毫米，白细胞400/立方毫米，血小板27000/立方毫米，血红蛋白4克。曾服西药，并曾行输血治疗。许老诊其脉沉细无力，精神萎靡，面唇爪甲苍白，舌淡，声音低微。证属气血两虚，肾阴不足。治以补气健脾，养血益肾。

处方：

党参12克 黄芪15克 白术12克 茯苓10克 当归12克 川芎9克 白芍10克 熟地12克（砂仁水炒） 阿胶12克 龟板胶12克 鹿角胶12克（以上三胶分2次后入）炙甘草5克 大枣3枚

《素问·至真要大论》云："损者益之。"此方乃用八珍汤化裁而成。参、苓、术、草健脾补气和胃；黄芪补气固表止汗，大枣甘平，益气生津，大补脾胃，合用之以资气血生化之源，所谓"形不足者，补之以气"；熟地、当归、川芎、白芍、阿胶补血养血，所谓补血以生阴精；气生精，精化气，故以龟鹿二胶血肉有情之品峻补精血，滋阴益肾，所谓"精不足者，补之以味"是也。

二诊：服上方10剂，精神好转，气短自汗减轻，头晕耳鸣稍可，尚愿与人言语，脉细弱亦较前有力。病者要求住院治疗。入院后，仍宗上方继服，配合输血治疗。

三诊：治疗2月余，诸症明显减轻，化验后各项指标逐渐上升。上方加人参6克继服。

用药1年余，以补气养血、滋肾固元之法加减治疗，症状

专病论治

113

全部消失，化验血红蛋白15克，其他各项也均正常，病愈出院。随访3年，安然无恙。

【按】虚劳之证，大证也，其病犹如张景岳云："凡虚损之由，无非酒色劳倦，七情饮食所致，故先伤其气，气伤必及于精；或先伤其精，精伤必及于气。"巢元方云："夫虚劳者，五劳七伤六极是也。"虚劳总不离乎五脏阴阳气血之损，而五脏以五行生克相维系，阴阳气血则又互为其根，相与为用。如脾病及肺，谓土不生金也；肺病传肾，谓金不生水也。又，气血同源，气虚者血难自复，血虚者气无以生；气虚者，虚则生寒，血虚者，阴亦不足。此即阳损及阴、阴损及阳之理。不明此义者，辨证不明，用药亦无方矣。大抵治虚损，当以阴阳气血为纲，五脏虚候为目，才能提纲挈领，头绪自清，临证不惑。至于治法，前人颇多卓见。其大法有："损者益之，劳者温之"；"形不足者补之以气，精不足者补之以味"；"损其肺者益其气，损其肝者缓其中，损其肾者补其精，损其心者调其营卫，损其脾者调其饮食，适其寒温"。《理虚元鉴》曰："治虚有三本，肺、脾、肾是也。肺为五脏之天，脾为百骸之母，肾为性命之根，治肺、治肾、治脾，治虚之道毕矣。"此皆得当难得之见。张景岳治气虚补上，用人参、黄芪；精虚补下，用熟地、枸杞；阳虚补而兼温，用桂附之类；阴虚补而兼清，用白芍、生地、天冬之属；气因精而虚者，补精以化气；精因气而虚者，补气以生精。

本例虚劳，病由脾起而后及肺累肾。患者素日体虚，加之饮食不节，损伤后天，渐致脾肺皆虚。肺主气，气虚肌表不固，故见自汗气短，声音低微；脾气虚，运化无力，故食欲不振；脾虚食少，水谷精微无以充养肌肤，故倦怠乏力，精神萎靡。脾肺气虚日久，不能生化气血，致气血虚弱，不能供给先天，而致真阴不足。肾阴亏损，髓海不足，清空之窍失于濡养，故头晕目眩，耳鸣健忘；气血衰少，不能荣于色、充于脉，故面唇爪甲苍白，舌淡，脉沉细无力。脾肺虚者，脾不生血，肺气不足也；肾虚者，肾精不足无以化生气血也。五行生克之理，阴阳互根之义，于此可见一斑。至此，许老辨证处方，拟八珍汤加味，即肺脾肾通治、精气血通补之法。四君芪枣补脾补肺所以生气，四物三胶补血补肾所以生精，补气则血复精生，补血则气生精足，而补阴益精，更所以奉养血气耳。故天地之间，万物之内，无不具阴阳之理，所谓"生生化化，品物咸彰"。人生一小天地耳，治病即调其阴阳，促其生化。知此之义，虽虚劳大证，治亦不难矣。

腰　痛

无论何种原因导致之腰痛，肾虚均为致病原因，所谓"邪之所凑，其气必虚"。无肾虚，虽感寒湿，亦甚少出现此病，故中老年人或体弱者多见之。治疗即当补肾强腰为主，随证施治。

寒湿腰痛　补肾温阳

患者李某，女，中年，工人。

因操持家务过重，常以水为事，冬季又与冷水接触过多，日久即感腰部重着不适，每遇寒冷、阴湿气候易于复发而增剧，以腰背拘急、腰以下冷痛为主。转侧不便，腰部有酸胀感，静卧疼痛不减，反而加重。病已1年余，口不作渴，小便自利。舌淡，苔白略腻，脉沉迟。证属肾阳不足，寒湿内阻，寒凝血滞。治以补肾温阳，散寒除湿，活血养血。

处方：

桂枝8克　炮附子5克　当归12克　白芍12克　木瓜10克　威灵仙6克　苍术10克　薏苡仁12克　川牛膝10克

生杜仲12克　川断12克　桑寄生12克　菟丝子12克　生姜4片　甘草5克

腰痛之病，阳虚不足、少阴肾衰是其本因，故用附子、桂枝温经散寒助阳；川牛膝、川断、杜仲、桑寄生、菟丝子补肾益肝，强筋壮骨；威灵仙、木瓜祛其在内之寒湿；血见热则通，寒凝则停着，故以当归、白芍和营养血；苍术、薏苡仁健脾除湿；生姜散表寒；甘草调和药性。

服上方10剂，寒去湿除阳复，肝肾得益，诸症悉解。

【按】程钟龄云："腰痛有风、有寒、有湿、有热、有瘀血、有气滞、有痰饮，皆标也，肾虚其本也。"腰为肾之府，肾与膀胱相表里，足太阳膀胱经主表，行人身之后，腰在经则属太阳，在脏则属肾，病者腰痛盖为内伤房劳而得，肾虚则膀胱亦虚，外邪乘虚侵袭，经所谓"不得虚，邪不能独伤人"是也。故治之之法，唯补肾为先，而后随邪之所在以施治，以治本为主，或祛邪为先，抑或标本兼顾而治之。初痛宜疏邪滞，理经隧；久痛则补真元，养气血。有大法，通权变，而后治病无失。本例病者，劳伤真元，不避寒湿，久之酿成腰痛。寒湿之邪，侵袭腰部，阻塞经络，气血不畅，故见腰部冷痛重着，腰背拘急，有酸胀感；湿性趋下，故腰以下为重；湿性黏滞，静卧则湿邪易于停着，故静卧疼痛不减反而加重；阴雨寒冷加重者，阴得阴助，其阴益甚也；小便清利者，肾阳不足也；口不渴，苔白腻，舌淡，脉沉迟，均为肾阳不足、寒湿内停之象。许老取独活寄生汤之意化裁治之，根据邪之多少，正气之盛衰，减其祛散之性，益其补元之能，盖病久则重在补虚养益为主耳，故能收显效。

肾虚腰痛　补肾强腰

患者崔某，53岁，炊事员。

腰痛酸软，绵绵不断，遇劳加剧，病已20余年，平时尚能坚持工作，1周前因疲劳过度，腰痛突发，摇转不得，俯卧疼痛稍减。食欲尚可，二便正常，面色暗晦，舌质淡，苔白，脉细弱无力。证属阳气不足、少阴肾衰之劳损腰痛。治以滋肾补阳，强腰壮筋，佐以止痛。

处方：

熟地 15 克　淫羊藿 15 克　鹿衔草 15 克　杜仲 12 克（炒）　川断 12 克　骨碎补 12 克　菟丝子 10 克　川芎 9 克　没药 10 克　威灵仙 8 克

劳损日久必致阴阳俱虚，故当双补之。熟地、鹿衔草滋补肝肾；炒杜仲、川断、菟丝子、骨碎补补脾肾温中而壮阳，强腰脚，壮筋骨，治肾损劳伤；淫羊藿性温气辛，补肾壮阳；川芎、没药、威灵仙通行气血，活络止痛。

二诊：服药 3 剂，腰可伸直，稍能活动。又经 X 线检查，诊为骨质增生症。仍宗上方加减服之，配用外熨法治之。

外熨法：醋糟 750 克，锅内炒热，装入长 8 寸、宽 5 寸之口袋内扎紧，热熨腰部，每晚依法熨之。若醋糟已干，可加醋炒热复用。20 天为 1 疗程。

三诊：服药 15 剂，与外熨法同进，疼痛遂止，腰部摇转如常人，恢复工作。

【按】《素问·脉要精微论》云："腰者肾之府，转摇不能，肾将惫矣。"本例腰痛，悉因劳役过度，损伤腰肾，积年既久，阳气不足，少阴肾衰，故见腰痛酸软，绵绵不断。病本于劳，故劳则病发；腰痛不得转摇者，肾将惫矣；面色暗滞者，肾家之色；舌淡苔白，脉细弱无力，皆为劳伤肾损之征。

凡症见腰痛悠悠戚戚，屡发不已，积久肾惫，突发腰痛如折，此病腰痛而肾虚无邪者也，治唯补肾而已。药则柔中用刚，刚柔相济，阴中求阳，兼而顾之。如此，病即易愈。凡肾虚久病者，阴阳俱虚也，虽见症不显，治当双补之，或补阳之中兼益阴，益阴之中兼补阳，此景岳之苦口也。又，许老在临床时结合外熨法治所谓"骨质增生症"，及同类之腰痛，疗效尚可，且方法简捷易行，可以试用。

奔 豚

奔豚在《内经》中被列为五积之一，乃下逆上冲之病。有气、寒、水之别，以西北、东北地区发病居多，俗称"邪气"。大部分属沉寒痼冷之久病，寒证多而虚证少。治疗宜温阳散寒止痛，用二桂暖肝煎加减，多能收到良好的效果。此方使用时应区别外寒与内寒，二桂的剂量要掌握好。

阴寒上逆　温阳散寒

患者张某，女，成年，家务。

平时少腹寒冷作胀，间或有冷气自脐下上冲胸膈，每发作时，小腹虬结成块而作痛，块渐大，痛亦增剧，同时气从少腹上冲至心下，苦闷欲死，面色苍白，心悸不宁，冷汗出，移时痛止块消，却又似常人。每遇寒凉则发，肢冷，舌淡，苔薄白，脉沉紧。证属阴寒上逆，心阳不足。治以温阳散寒，理气止痛。

处方：

桂枝 9 克　吴茱萸 6 克（川连水炒）　乌药 12 克　白芍 12 克　小茴香 12 克（炒）　炮附子 9 克　紫油桂 6 克　炒橘核 12 克　炮干姜 8 克　炙甘草 6 克　生姜 4 片　广木香 6 克　大枣 3 枚

方用桂枝、炮附子以通阳散寒；小茴香、紫油桂温下元之痼冷；吴茱萸、炮姜、橘核、生姜以温肝暖胃，助上药之力；白芍、乌药、广木香疏肝理气止痛；炙甘草、大枣培土以健脾。

二诊：服药 5 剂，小腹胀痛、寒气上冲大减，脉象沉缓，心下微有冲痛。再拟温阳散寒、理气止痛之剂。

处方：

小茴香 15 克（炒） 荔枝核 12 克（炒） 吴茱萸 6 克（黄连水炒） 白芍 15 克 桂枝 9 克 乌药 12 克 紫油桂 6 克 广木香 6 克 炮附子 9 克 炮干姜 8 克 炙甘草 6 克 生姜 4 片 大枣 3 枚

共服药 10 余剂，病愈回乡，两月后函询甚安。

肝气冲逆 疏肝平逆

患者赵某，女，60 岁，家务。

病奔豚、高血压（200/120 毫米汞柱），卧床已有 6 年，历数医诊治罔效，遂由其女扶持，于 1980 年 7 月 4 日来诊。视其形体衰弱，面容久病之象，自诉腹左每跃跃而动，轻时用手按之稍解，重时需人助按之，方能遏其奔豚之势。正言间，其病发作，手按心腹，坐立不安，即倒卧于门诊床上，呻吟不已，苦不堪言，其女急加手助之，有就诊者亦助之，良久稍可。其女告许老，发作时每每如是，常因生气、饥饿、劳累、受凉、紧张引起发作，以上午为重。奔豚之发，初从腹左起，上冲至胸中，遂觉心慌，胸满痛，胸痛时汗出，汗出后诸症减轻。得矢气、泄泻皆能好转。尚伴有头晕目眩，心悸耳鸣，口苦而干，喜饮水，大便干等，无恶心现象。舌质红，有裂纹，无苔，脉弦大稍数，左手尤甚。证属肝气冲逆，心阴不足。治以疏肝平逆，养心安神。

处方：

当归 10 克 白芍 15 克 元胡 12 克 五味子 9 克 茯苓 10 克 川楝子 10 克 香附 10 克 远志 10 克 龙齿 12 克 麦冬 10 克 党参 12 克 炙甘草 5 克

方以当归、白芍养血疏肝；元胡、香附、川楝子疏肝平逆止痛；党参、麦冬、五味子益气敛阴；龙齿、茯苓安神定志；炙甘草补三焦调和诸药。

二诊：服上方 5 剂，腹中冲逆大减，仍头晕口苦，大便干，腹部稍畏冷，舌质红，脉弦紧。拟平肝降逆、理气散寒之剂治之。

处方：

白芍 15 克　青皮 9 克　元胡 12 克　乌药 10 克　广木香 5 克　陈皮 9 克　菊花 10 克　香附 10 克　茯苓 10 克　檀香 6 克　枳壳 10 克　草决明 12 克　没药 12 克　炙甘草 5 克

三诊：服上方 5 剂，心下冲动已微，脉有缓象，唯恶心咽干，少食。拟健脾和胃、疏肝理气之剂。

处方：

白术 10 克　茯苓 10 克　陈皮 9 克　焦三仙各 12 克　菊花 10 克　佛手 12 克　白芍 12 克　竹茹 10 克　半夏 6 克　麦冬 18 克　远志 10 克　元胡 10 克　枳壳 10 克　生姜 4 片　甘草 5 克

四诊：服上方 5 剂，诸症向愈，测得血压 130/90 毫米汞柱。嘱继服上方。1 个月后，患者欣然前来告愈，判若两人矣。

【按】奔豚之病，一因七情内伤，一由寒水上逆。忧思恼怒损伤心神、肝肾之气，下焦寒气乘其心阳之虚上逆，致成本病。其症自觉气从小腹上冲咽喉，见胸憋气急、心惊烦躁等症，故尤在泾曰："肾伤于恐……以肝肾同处于下焦，而其气并善上逆也。"张仲景谓："发汗后，烧针令其汗，针处被寒，核起而赤者，必发奔豚，气从少腹上至心。"治法总以理气降逆为主，下寒者温之，上虚者补之。

例 1 病由下焦阳衰，阴寒之气上逆所致。下焦阳衰，不能制约寒邪之气，积渐成瘕，虬结不通，故痛作；阴寒之气，得外邪之感召，即上冲心下而发为奔豚；心阳不足，寒水上乘，故见心悸不安，面色苍白，冷汗出，苦闷欲死；阳不胜阴，故肢冷，舌淡苔白，脉沉紧。故予以温暖下元、降逆平冲之剂治之，药虽单一，却使元阳复，寒气除，奔豚止矣。

例2 病由七情内伤，积久成疾。肝体阴而用阳，其经脉抵少腹，夹胃属肝络胆，上贯膈，布胁肋。恼怒伤肝，肝用太过，肝气循冲脉上逆，气从少腹上冲胸膈，故胸满痛；思伤心脾，心阴不足，故见心悸不宁，汗出；得矢气、泄泻、汗出症减者，冲气有外出之机也；肝气上逆则头晕耳鸣，口苦目眩；阴虚阳盛，故见口渴，舌红，大便干，脉弦大而数。此疾寒热夹杂，证情难辨，治疗颇难措手，本宜用桂枝加桂汤治之，但因桂枝辛温，恐助其阳亢之势，许老用平肝理气、养心安神之剂治之，随后健脾和胃，补其后天，6年宿疾，终获痊愈矣。

痿 证

湿热浸淫而发为痿证，一由饮食内伤，二因感受湿邪。以下肢痿躄为多见，亦有手足均痿弱者，严重者足不任地，手不握物，多为肺热熏蒸所致。温病中有突然肢体痿弱不用者，又有肝肾虚久，逐渐下肢痿弱不用者。湿热下注，多渐见两足痿软或微肿，较前为轻。如妇人产后致痿者，起病多急骤。

肺胃热灼　清热润燥

患者阮某，男，28岁，工人。

5年前，春季感邪，恶寒发热，头痛头晕，口干渴，周身酸楚，曾先后注射青霉素、链霉素、安痛定，输液红霉素，内服退热剂，治疗数日，热势仍然不退，渐致臀部以下痿软无力，两足痿软尤甚，不能任地，迁延至今，约许老往治。患者头痛咳嗽，发热而午后较重，口干咽燥而渴，食欲不振，小便短赤，大便干，舌苔黄燥，脉细数。证属肺胃热灼，耗伤津液，宗筋失润。治以清热润燥，养肺益胃生津。

处方：

生石膏20克　知母12克　黄芩12克　银花20克　生地12克　麦冬15克　甘草5克

方中生石膏、知母清肺胃之热，以解烦渴；银花、黄芩祛除客邪，清热解毒；生地、麦冬养阴生津；甘草清热益胃。

二诊：上方服4剂，发热减退，咽干口渴亦轻，仍大便干，足痿不能任地。再拟下方以通大便。

处方：

川大黄10克　芒硝9克（另包，研细末，分2次冲服）枳实12克　川朴10克　黄芩10克　丹皮10克　板蓝根12克

三诊：服上方2剂，大便已通，泻下燥屎，发热已止，唯下肢痿废不用，此为阳明虚燥而然，宗筋失润，血不养筋。继服滋阳明、润宗筋之剂。

处方：

西洋参5克　麦冬20克　天冬5克　玄参10克　花粉15克　霜桑叶10克　生石膏15克　生地12克　沙参12克　玉竹15克

服上方20余剂，食欲增加，稍可行走，精神好。继依上方增损，服两月余，恢复健康。

【按】《素问·痿论》说："肺热叶焦，则皮毛虚弱急薄，著则生痿躄也。"叶天士谓："夫痿证之旨，不外乎肝肾肺胃四经之病。盖肝主筋，肝伤则四肢不用，而筋骨拘挛；肾藏精，精血相生，精虚则不能灌溉四末，血虚则不能营养筋骨；肺主气，为高清之脏，肺虚则高源化绝，化绝则水涸，水涸不能濡润筋骨；阳明为宗筋之长，阳明虚则宗筋纵，宗筋纵则不能束筋骨以流利机关，此不能步履、痿弱筋缩之症作矣。"本

案例病在肺胃，高源化绝，肺热叶焦，阳明燥热，宗筋失润，故生痿躄之症。病初热邪犯肺，多方治疗，热势不退，邪热稽留，内迫肺胃，津液灼伤，阴虚不足以敷布全身，筋脉失养，故肢体痿弱不用；邪客热留则头痛、发热、咳嗽；热盛伤津，故口咽干燥而渴，大便干，小便赤；热伤胃阴，无力化谷，故见食欲不振；舌苔黄燥，脉细数，均系阴伤津涸、邪热内炽之候。治疗宜泻阳明、清太阴之法，以祛除实邪，继以养肺阴、润胃燥、益阴生津之剂，俾津液复，宗筋润，肌肉生，关节利，病渐向愈。大凡治痿不能朝夕取功，宜缓图才能收效。

癃　闭

癃闭以下焦病变为主。肾中阳衰者，用温阳通窍丸；膀胱积热者，宜知柏八味丸加减；因肺热者，宜清肺兼通利之品；膀胱瘀阻，宜化瘀通窍之剂。又有探吐法，古人谓："滴水之器上窍闭，则下窍亦闭，开上即所以通下。"探吐能开肺气，举中气，通下焦之气，故行之有效。

湿热蕴积　水热互结

患者张某，男，70岁，工人。

于秋分燥金当令之际来诊，主诉自去年患小便频数，时愈时犯。今夏某日突然小便不通，少腹憋胀疼痛难忍，口干不喜饮水，坐卧不宁，靠导尿管排尿至今已3日。诊得脉象沉细而数，舌苔白，大便干结。证属湿热蕴积，水热互结。治以清利湿热，通利小便。

处方：

生地10克　黄柏6克　瞿麦12克　木通10克　竹叶9克　车前子12克　滑石12克　甘草梢6克

治下焦之湿热，以清热通淋为主。方以瞿麦、木通苦寒清热利水；车前子、竹叶、滑石、甘草梢清热利湿，通淋利窍；黄柏、生地泻火燥湿凉血。

二诊：服上方3剂，小便仍点滴全无，大便3日未行，舌苔转为黄燥，脉沉数。此湿热蕴结大肠也，邪热上灼，肺津耗伤，大肠愈燥，须两顾之，急下存阴，佐以清热润肺。

处方：

熟军9克　元明粉9克（另包，分2次冲服）　瞿麦12克　萹蓄12克　黄柏6克　麦冬15克　木通10克　栀子6克

三诊：煎服1剂，大便通，小便利，口干好转，少腹畅快。又进2剂，诸症若失。

【按】《素问·宣明五气》云："膀胱不利为癃。"《诸病源候论》谓："膀胱与肾俱热而然。"主症为小便不利，但应与淋证鉴别，淋证便数而茎痛，癃闭则小便点滴难通，故虽有便秘口渴，苔黄脉数，不可断为淋证而妄施药饵。本例癃闭，证属湿热蕴积，水热互结，先治以清热利湿不应，后见3日未大便，将成热结之势，因思普明子尝谓"渴而小便不利，热在上焦气分也"，"大便亦闭加大黄、元明粉"，故拟通下、清肺、利水泻热之剂，竟得霍然而愈。

淋　证

淋证，治疗有忌补、忌汗之说。《证治汇补》云："气得补而愈胀，血得补而愈涩，热得补而愈盛。"《金匮要略》有"淋家不可发汗"之诫。临证本病如有兼外感者，虑辛温香燥之品伤津液，可酌用辛凉解表一法。淋家排泄水分过多，治宜保津液，免阴血受损。本病初起正气未衰者，补法不宜早用，以防壅遏邪热。"损不足，益有余"是错误的，应"有是证，

用是药",不能无的放矢。

湿热内蕴　清热利湿

患者张某,男,55岁,干部。

半月前左侧腰部酸痛阵作,经某医院造影,确诊为"左肾结石",建议手术治疗。病者工作羁身,暂时不愿开刀,故前来求服中药。询知近日疲乏无力,腰痛难忍,痛引脐下,牵及阴器,少腹弦急,变换体位不能缓解,化验有血性小便,口干而渴,泛恶,小便短赤,舌苔黄稍腻,脉弦数。证属湿热内蕴之石淋。治以清热利湿,通淋排石。

处方:

金钱草45克　海金沙12克　木通9克　车前子9克　瞿麦12克　萹蓄9克　石韦9克　滑石12克　泽泻9克　竹叶9克　黄柏6克　甘草梢9克　广木香5克

方中金钱草、海金沙通淋化石,为治石淋之要药;瞿麦、萹蓄、车前子、泽泻、木通、石韦泻湿热,通淋闭;滑石质润利窍散结,助上药利尿通淋;黄柏泻膀胱之火,清湿热于下;竹叶、甘草梢下达茎中,清热缓痛;木香开滞,行气止痛。

二诊:药进5剂,尿血减少,腰痛不已,小溲仍觉淋痛不利,或缓或急。仍服原方,并嘱其大量饮水,下地做跳跃运动,拍击腰部。

三诊:服药5剂,半夜突然少腹胀痛难忍,并见大汗出,痛剧时在床上翻滚,自觉疼痛位置下移,小溲不通,次日排尿时茎中益痛,有小血块,随即听到有物击瓶壁之声响,尔后小水亦畅然而下。视便盆中,有一1厘米×0.5厘米白色结石。造影摄片显示,左肾结石消失。嗣后,小便通畅,一身轻快。

外感热淋　清上导下

患者张某,男,70岁,工人。

病热淋两天。两年前曾患小便不利。现尿频、尿急、尿痛、尿道有灼热感，小腹胀痛，发热，咽痛，口干喜饮，尿赤便秘，心中烦，夜不得寐，腰酸困，舌质红，苔黄腻，脉弦滑稍数。诊前尿镜检：白细胞 20～25 个/高倍视野。证属下焦湿热，外邪乘之。治以清热利湿通淋。

处方：

银花 18 克　木通 10 克　瞿麦 12 克　车前子 12 克　萹蓄9 克　生地 10 克　黄柏 8 克　猪苓 10 克　石韦 10 克　赤苓12 克　竹叶 12 克　甘草梢 12 克

方中银花甘寒解表热；瞿麦、车前子、木通、猪苓、石韦、赤苓清热利水通淋；竹叶、甘草梢达茎中而缓其痛；黄柏泻相火清湿热；生地凉血清热养阴。

二诊：服上方 5 剂，身热已退，尿痛减轻，仍小便不利，口干，大便不通，舌苔白腻，脉滑数。此湿热蕴久难解也。宗上方加制川军 9 克（后下），泽泻 10 克，通利二窍。

三诊：又服 5 剂，尿频、尿急、尿痛、小便灼热均明显减轻，小腹胀痛向愈，口已不干，大便亦通。有时尚见腰痛，此乃年高脏衰，病久肾虚矣，不易速效。

拟服六味地黄丸，每服 1 丸，日服 2 次。

又予银花 30 克，麦冬 30 克，甘草 30 克，分 10 次当茶饮。月余病瘥。

湿热血淋　清利凉血

患者宋某，女，35 岁，干部。

小便短赤带血约半年。感冒后加重，尿频且痛，有灼热感，腰酸背困，少腹满急，有下坠感，脉数无力，经多次治疗，屡愈屡复，因来就诊。证属下焦湿热之血淋。治以清热利湿，凉血止血。

处方：

银花 25 克　生地 12 克　瞿麦 12 克　木通 10 克　车前子

12克　黄柏6克　萹蓄12克　泽泻10克　海金沙10克　甘草梢9克　竹叶10克

方中银花、生地清热凉血；瞿麦、木通、车前子、泽泻、萹蓄清热利水通淋；黄柏泻下焦之瘀热；海金沙、竹叶、甘草梢通淋清热止痛。诸药共奏清热凉血、利水通淋之功。

二诊：服药6剂，小便短赤带血及灼热疼痛好转，但腰痛不已。拟清热利湿、凉血止血、补肾强腰之剂。

处方：

赤茯苓12克　泽泻10克　萹蓄12克　栀子炭6克　阿胶12克（分2次冲服）　川续断12克　生地炭10克　杜仲炭8克　竹叶9克　甘草梢9克

上方调理1个月，病愈。随访2年，情况良好。

【按】淋之为病，症见小便频数短赤，滴沥刺痛，小腹拘急，甚或痛引腰腹，多由肾与膀胱湿热引起。《诸病源候论》谓："肾虚则小便数，膀胱热则水下涩，数而且痛，则淋沥不宣，故为之淋。"前人将本病分为石淋、气淋、膏淋、劳淋、热淋、血淋等。孙真人云："气淋之为病，溺艰涩，常有余沥；石淋之为病，茎中痛，溺不得卒出；膏淋之为病，尿似膏自出；劳淋之为病，劳倦即痛，引气冲下；热淋之为病，热即发，甚则尿血。"本案淋证，虽不能尽举，亦可见淋证之一斑。

例1属湿热蕴结下焦之石淋，诊断参之西医而定，治疗以清热利湿、通淋排石为主。湿热内蕴，下注膀胱，水液受其煎熬，日久结为砂石，阻塞尿道，故腰痛牵引脐下与阴茎，少腹弦急，小便短赤；砂石内伤血络，故尿中带血；湿热内蕴，故口干渴，泛恶，苔黄腻，脉弦数。方以八正散加减，重用通淋化石之品，又思物性趋下之理而采用跳跃等综合措施，因势利导，与汤药并进，可使结石排出于霍然之间矣。

例2属热淋。久病溲疾，三焦有热，气搏于肾，流于膀胱，曾患小便不利，虽屡就医而未根治，复因感冒风热，引动

127

旧疾。盖因湿热下注蕴结于膀胱，故见尿频、尿急、尿痛，小便时有热感；小水不行，故小腹胀痛；外感风热，故见发热咽痛，口渴喜饮；上焦有热则见心中烦，不得眠；便秘尿赤，舌红苔黄腻，脉弦滑而数，均为湿热内蕴之候。治疗虽当以清利为法，然肾窍之疾，久病肾家必虚，清利之剂易于伤阴，故治以清上导下之外，尚有生地参之，六味地黄丸以固之，养阴清热之剂常予服之，遂使缠绵难愈之证得以根除矣。

例3属血淋，其与尿血不同，血淋大都属实或虚中夹实，小便多频数滴沥刺痛，尿血则以脾肾亏虚多见，小便无痛和其他不适，故证治也迥然不同。本例血淋为肾虚下焦有热，肾与膀胱为湿热熏灼，脉络损伤而然。湿热下注膀胱，血热妄行，故见小便短赤带血；湿热蕴结，尿道受阻，故尿频疼痛灼热，小腹满急，有下坠感；病延日久，肾阴亏耗，腰酸背困，脉数无力。故先以治标为主，予清热通淋之剂，继以补肾凉血止血治之，标本兼顾，次第用之，月余病愈。

便　秘

便秘因热结者，用大承气汤加味；气滞便秘，宜疏肝理气，行滞通便；气虚便秘，宜益肺补气润肠，或加升、柴提之；血虚便秘，宜当归润肠丸，此方甚适于老年便秘及偏枯便结之人。又虚人脏冷，血脉枯涩者，或老年脏寒气涩，阴寒内生，宜温阳散寒，开结通便。至于伤寒、温病，及一切热病之后，津液被灼，水谷少进而不大便者，只需扶养胃气，健脾和中，大便自能正常。

阳明热结　通腑泄热

患者邢某，男，38岁，干部。

嗜食辛辣，素常大便干结，服药（不详）后稍得缓解，近日又贪炙煿之品，遂致便结难解，服"果导"不应。且见唇干口臭，面赤身热，烦躁，腹胀满，小便短赤，舌红，苔黄燥，脉实滑数。证属阳明热结之便秘。治以通腑泄热，润肠通便。

处方：

川大黄 10 克　枳实 10 克　川朴 10 克　玄明粉 8 克（另包，研细末，分 2 次冲服）　麦冬 8 克　火麻仁 18 克　梨汁 30 克（分 2 次兑服）

邪热积久则伤津，津伤则便结，津伤过甚，邪火愈炽，又不得从大便出，如此，必致邪热攻心而神昏谵语矣。仿增液承气汤意，急撤热邪于下，佐以生津养液之品，以增水行舟。热淫于内，治以咸寒，故以芒硝咸寒泄热，用以润燥软坚；大黄苦寒，泄邪火，下燥结；积滞不去，腑气不通，故以枳实、厚朴之苦降，下气除满，经所谓"土郁夺之"也；邪热伤津，燥结内停，故以麦冬、梨汁生津养液，润肺通便（肺与大肠互为表里，肺气下行，腑气则通）；火麻仁润肠利六腑之燥坚。

二诊：药进 2 剂，即下燥屎若干，腹胀减，烦躁稍可，大便尚干。增益原方，更加番泻叶 6 克，天冬 12 克，郁李仁 12 克，当归 12 克，以润肠通便。

三诊：服上方 3 剂，大便得通，腹中畅快，精神好转，脉沉稍数，黄燥苔已退，余症均可。便秘虽已，余邪未除，津液一时难复，嘱其勿食辛辣之物，恐火之余烬时而复燃也。更为滋阴养液、清热生津之剂善后。

处方：

生地 10 克　天花粉 12 克　天冬 12 克　麦冬 12 克　玄参 10 克　知母 10 克　甘草 5 克

四诊：服药 3 剂，病已向愈矣。随访 3 年，未见复发。

阴虚津枯　养阴生津

患者高某，男，73岁，教员。

大便秘结，数日不行，每赴厕所努责难下，久之方得少许燥屎，苦不堪言。伴口干，小便短赤，舌红，脉细涩。证属阴虚津枯之便秘。治以养阴生津，润肠通便。

处方：

当归15克　火麻仁15克　麦冬25克　升麻5克　炒苏子9克　清宁片①6克　郁李仁12克

津枯便秘，治当虚者补之，燥者润之。故以当归、麦冬养阴生津，润肠通便；肺与大肠相表里，肺气下行，腑气得通，故以苏子润肺下气；火麻仁、郁李仁相配，润肠通便；清宁片经九制泻下之力减缓，而润肠之力增强；稍加升麻以提之，以升为降。

兼用灌肠法：

香油30克　蜂蜜50克　猪苦胆1个　醋30克

将猪苦胆剪开取汁，与香油、醋、蜂蜜入砂锅内同煎，待温，通过灌肠器注入肠内，俟半小时后即便。此法用于急救，只能取效一时，未可久任也。故仍以上方煎服之，进两剂便通如故。

【按】程钟龄曰："经云北方黑色，入通于肾，开窍于二阴，是知肾司二便，津液干涸则大便闭矣。然有虚闭、实闭、热闭、冷闭之不同。"许老亦以为然。至于景岳阴结阳结之见，亦颇简捷，许老间有参之者，毋庸赘言。夫肾主五液，津液滋润则大便如常，若年高脏衰者，阴液必不足，则大便易结。若饥饱失常，劳役过度，或嗜食辛辣动火之物而助火邪，则易耗伤真阴，津液亏少而致大便燥结。治燥结之法，亦须本

---

① 清宁片为当时习用之成药，主要成分为大黄。

"虚则补之,实则泻之""结者散之,燥者润之"的原则。

例1 病者素体阳盛,且嗜食辛辣动火之物,又复啖食炙煿,终致邪火内发,邪火炽盛,内燔于六腑,伤津耗液。火盛于下则大便干结,小便短赤;火盛于上则见唇干口臭,舌红苔燥;邪火盛于内,形于外,故见面赤身热;邪火盛于中,腑气不通,故见腹胀而满;邪热内扰神明,故见烦躁不宁;脉实滑数者,热蕴三焦成壮火内燔之象。此证明显已成热蕴三焦、壮火内炽、盘根错节之势,因此非刀斧利刃不可动之,故用大承气汤峻下之,所以为此设也。然舟之将行也,必得水济之,今沟壑将涸,虽力撑舟而无益,必济之以水,舟方得运,所谓"增水行舟"也,此所以用麦冬、梨汁之意。药后如水投石而立应,继以滋水生津、养阴清热之剂善后。

例2 系高年津枯液乏而致大便难解。人年四十而阴气自半,况乎年逾古稀之老叟,精血衰耗。下焦阴虚则精血枯燥,精血枯燥则津液不润,而肠腑枯槁,此阴虚之阴结也,故其见症便秘津枯难下;阴虚津液不能上承,故见口干;阴虚生热,热移膀胱而见小便短赤;舌质红,脉细涩,均系阴亏血少之征。此乃阴虚之阴结也,但壮其水,大便自通。因症情较急,故先以蜜煎导法救其急,继服养阴生津、润肠通便之剂而病瘥。凡治便秘,体质壮盛者,当下之时,宜急下之,下后津液不复,再予滋润之剂。高年血枯、新产血枯、病后亡津亡血之便秘,日久不更衣,腹无所苦,别无他症者,俱不可下,凡此种种,但应以滋润为主,或兼治其气,或兼治其血,虽有大法在前,又皆各有所主。如此治病,自能得心应手矣。

老年便秘,多因血虚肠燥、津血枯润、气虚失运、命火衰微等形成,多属虚证。年高之人,正气已衰,脏腑脆弱,多不任攻伐,治疗必审其证而后用药,切不可鲁莽从事,滥用峻药。许老临证数十年,治疗本病颇有心得。

属血虚肠燥者,其症见大便努责难下,腹部按之不痛,面白少华，时感心悸头晕，脉细弦等，治宜滋阴养血润燥。

处方：

当归15克　川芎8克　白芍10克　熟地10克　炒桃仁8克　炒苏子5克　升麻3克　清宁片6克

津血干枯，燥屎难下者，治用当归15～20克，肉苁蓉20克，火麻仁30克，郁李仁12克，煎汤常服，多获良效。

命门火衰，脾肾阳虚，寒从内生，大便艰涩者，症见唇淡口和，四肢不温，小便清长，腹胀或疼痛，脉沉迟或弦紧无力者，常用炮附子6～9克，肉桂6克，干姜6克，肉苁蓉30克，火麻仁30克，以温阳散寒，俾离照当空，阴霾自散，大便遂通。

属脾肺气虚者，许老恒用补中益气汤治之，脾肺之气得充，则能升清而降浊，便秘自解。

心肺阴津亏虚，症见心神不宁，头晕失眠，干咳少痰，舌赤口干，尿涩便秘者，常用麦冬100克煎水频服，大便自能解下。许老以此法授人，亦多获奇效。

此外，治疗老年便秘尚可用食物疗法。许老常用大秋梨1个切片，加麦冬15克，天冬12克，用水500毫升，微火炖，去渣取汁，约300毫升，加蜂蜜25克，1日服2～3次。此法对大便燥结者见效亦佳。

若大便下近魄门，数至圊而不下，古有蜜煎导法可用，亦可用皂荚煎汤，待温灌入肛门，因其有滑肠的作用，故可取效一时。许老还仿古法，自制灌肠剂，方用香油、蜂蜜、陈醋各30克，大猪胆1个取汁，搅匀后稍稍加温，注入灌肠器中灌肠。此方治疗肠燥津枯之大便干结不下具有特效。其中香油、蜂蜜、胆汁清热润肠通便自不待言，陈醋一味，则能够使粪便易于排出，可免除患者痛苦，医者不妨一试。

月 经 病

《灵枢》云："妇人之生，有余于气，不足于血，以其数脱血也。"妇人之证治有异于男子者以其经带胎产故也。宋之陈自明撰《妇人良方大全》，凡分八门，实为妇科完备之始，其论详且备，其治多可法，用心亦可谓勤矣。明之张景岳《妇人规》，清之《傅青主女科》，又皆缘源有自，备说其详，为后世之疗妇人疾奉为圭臬。许老集数十年之治验，疗妇人病居其半，颇有心得，故不惮其烦而为其撰云耳。

妇人经期或经前见小腹胀满，腰膝酸软，乳房胀或硬痛，急躁等，行经后自然消失，勿药可愈。初潮女子多不准确或错几天或隔数月者，无特殊感觉亦无症状，短时即可恢复正常，或婚后自顺，此为无疾。妇人正气不足，气血失调，外感之以寒热湿，内伤之以忧思怒或房事不节，即致诸般经前、经期杂症，但着重调经以治本，诸症可愈。因病而后经不调者，当先治病，病去经自调；因经不调而诸疾生，但调其经则病自除。此为重要法则，至于临证养血、活血、行血理气、健脾补肾等皆当所用。妇人不得隐曲，郁怒生病者多矣，行气开郁、通调气机十分重要，然以香燥之品耗伤气血致血之化源不足、脾之统血无力，变证迭出者，亦屡屡见之，此医之过也。月经病不宜过用寒润之品，免致损伤脾阳。补肾之法在于益先天之真水，以填精补血为主，但须少佐培补命门之品，俾水充火足，精血俱旺，则经水自调矣。今为详述之。

月经先期

血热先期　清肝自已

患者刘某，女，25岁。

素贪辛辣之品，15岁月经初潮时即经量多色红，且隔2～3月一行。婚后，20天行经1次，兼手足心热，经前头晕乳胀，易怒烦躁，经完即已。诊得两颧红赤，舌苔黄干，脉弦数。证属肝郁化火。治宜调经清热，凉血疏肝，予正经煎。

处方：

当归12克　地骨皮6克　川芎6克　生地12克　白芍12克　粉丹皮10克　郁金10克　菊花10克　薄荷8克　瓜蒌12克　香附10克　焦栀子8克

药进4剂，月经22天来潮，量多有小血块，头晕、手足心热好转。继以上方增损，五诊后月经29日来潮，色质量均趋正常，诸症愈减，脉已和缓，进养血疏肝之品而愈。

【按】月经先期概为体内积热或阴虚阳盛，过服温燥之药或辛辣之品或肝郁化火，血因热迫，先期而至，多见于18～30岁之妇女。可以清热理血饮治之。

方药：

当归12克　生地12克　丹皮10克　地骨皮12克　郁金10克　白芍10克　嫩青蒿10克　香附10克　茯苓10克

若遇腰酸困者加川断12克；腹痛加枳壳、元胡各10克；口干渴加麦冬12克，花粉10克；经量多，数日不减者，加栀子炭8克，地榆炭12克，三七参5克（另研细末，分2次冲服）。

心虚脾弱　补心养脾

患者郑某，女，38岁，纺织工人。

21~22天行经1次，量甚多，血色淡，精神疲倦，怔忡心悸，四肢酸软无力，两膝沉重，大便素稀，诊得脉虚大无力，舌淡苔薄白滑润。此乃心脾两虚之候。

处方：

黄芪12克　党参12克　白术12克　茯苓10克　龙眼肉12克　当归12克　远志10克　阿胶12克（烊化，分2次后入）　广木香3克　炒枣仁12克　柏子仁10克　五味子8克　炙甘草5克　生姜3片　大枣3枚（剖）

此方乃治脾弱气虚、心血不足之方。服药5剂后，心悸怔忡好转，精神渐佳，夜寐甚安。继以补心脾养血治之，四诊后病情稳定，经行色红量少，5天即尽，腰膝酸软消失，仅劳累后疲乏心悸。嘱服党参归脾丸善后。

劳碌伤脾　固气养血

疲劳过度、饥饱劳碌之人多致脾不统血。《妇人规》谓："若脉证无火而经早不及期者，乃心脾血虚不能固摄而然。"症必兼小腹有空坠感，以30~40岁左右妇女为多见。固气养血汤治之。

方药：

黄芪12克　党参12克　当归12克　白术10克　茯神12克　陈皮9克　熟地12克（砂仁水炒）　远志10克　生牡蛎12克　炙甘草5克　大枣4枚（剖）

若兼经水不止者，加棕炭10克，阿胶12克；腰酸困加杜仲炭8克；自汗加浮小麦15克；怔忡不得眠加炒枣仁12克，柏子仁12克（去油），五味子8克。

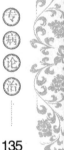

月经后期

寒搏冲任　祛寒温经

妇人经水将至，过食生冷，强力涉水，冷水洗衣，寒邪搏于冲任，致经脉不通，则经行迟矣。必见色暗红而量少，小腹胀痛，得热痛减，面色青白，肢冷畏寒，脉见沉迟而紧。宜用祛寒通经汤治之。

方药：

当归12克　川芎9克　吴茱萸6克　桂枝6克　红花8克　丹皮9克　赤芍10克　川牛膝10克　鸡血藤12克　泽兰叶12克　甘草5克　生姜4片

如大便秘结加桃仁8克，肉苁蓉12克；小腹胀痛加乌药10克，元胡12克；大便稀加白术12克，生山药12克；小腹冷甚加炮干姜6克。

虚寒阳弱　固气调经

素禀体弱，阳气不足，虚则生寒，气化不行而冲任失养，血海不能按时而满。必见腹痛绵绵，喜暖喜按，头晕目眩，腰酸无力，面色㿠白，舌苔白，脉见沉迟无力。治宜固气调经汤治之。

方药：

人参6克　黄芪12克　当归12克　紫油桂6克（研细末，分2次冲服）　枸杞12克　熟地10克（砂仁水炒）生杜仲12克　炙甘草5克

如寒甚者加炮附子6克，炮姜6克；小腹胀加广木香3克；大便稀溏加煨肉蔻9克，生山药12克。

冲任血虚　人参养营

有失血过多或大病久病，或产乳过多，耗伤气血，以致冲任血虚，经水即不能按时而至。必见月经色淡量少，小腹疼痛，眼目昏花，心悸怔忡，肌肤不润，面黄舌淡，脉沉细无力。治宜加减人参养营汤治之。

方药：

人参6克　黄芪12克　茯苓10克　白芍10克　五味子8克　陈皮8克　紫油桂5克（研细末，分2次冲服）　阿胶12克　甘草5克　生姜4片　大枣3枚

若心悸怔忡加柏子仁10克，龙眼肉12克；如五心烦热加地骨皮12克；头晕加菊花10克，薄荷8克。

气滞肝郁　疏肝调气

怒伤肝气，忧虑过度，气机被郁而血滞，冲任受阻，血海不能满盈。必见经色正常而量少，小腹胀痛，精神抑郁，胸膈满闷不舒，嗳气上逆，舌苔薄黄，脉见沉弦。治以调气饮。

方药：

当归12克　川芎9克　香附12克　元胡12克　丹皮9克　枳壳10克　广木香5克　乌药10克　红花8克　柴胡8克

若便秘加炒桃仁8克，熟军6克；腹痛甚加没药10克。

患者张某，经行错后半载余，量少色淡，精神郁闷，经前乳房发胀，小腹坠痛，两胁满闷不适，嗳气稍畅，腹胀纳差，腰部酸困，经行完后诸症好转，脉弦细而涩。此属肝郁气滞，血瘀肾虚，拟疏肝解郁、活血益肾治之。

处方：

白芍12克　香附10克　元胡12克　枳壳10克　当归12克　川芎9克　红花6克　白术12克　鸡血藤12克　泽兰叶12克　炒桃仁8克　吴茱萸3克　桑寄生12克

上药 3 剂后经血量增，色转红，胁胀小腹痛亦轻，唯腰部仍酸困不适。上方加杜仲 12 克，继服 3 剂，症状基本消失。嘱其下次月经来潮前再服上药 3 剂，月余即瘥。

【按】凡治郁证，以疏肝柔肝为主，在此基础上总不离乎活血行气，兼以调经，则治无不效矣。血虚无热之月经后期，多见于 40 岁左右之妇人，或多次连续生育数胎，屡次均有出血过多，致精血不足，月经滞后或数月一行，然无症状出现，勿药身体可复，月事即以时下。亦有阴虚火动，水亏血少而后期者，症见血色红量少质稠黏，面红潮热，心中虚烦，舌红苔微黄，脉显细数者，治宜养阴清热即已。

月经无定期

肝郁月经无定期

月事紊乱，前后无定期，以肝气不舒，气机逆乱者多见。症见经色多正常而无血块，头晕，烦躁易怒，小腹痛，食欲不振，大便稀溏，舌苔厚腻，脉沉弦而紧。疏肝正经汤治之。

方药：

白芍 12 克　当归 12 克　香附 12 克　白术 10 克　茯苓 10 克　薄荷 8 克　元胡 10 克　粉丹皮 8 克　陈皮 8 克　炮姜 5 克　甘草 5 克

若月经量少加红花 8 克，炒桃仁 8 克；色黑有块加泽兰叶 12 克，郁金 10 克；腰酸困加川断 12 克，杜仲 10 克。

冲任受损　先后无定期

素禀不足或房劳纵欲过度，损伤冲任二脉，而见月经量多，忽前忽后，头昏目眩耳鸣，腰膝酸痛，大便不实，夜间溲多，经色淡，舌淡苔薄白，脉象细弱。当以益肾固冲汤治之。

方药：

熟地 12 克（砂仁水炒）　山萸肉 10 克　山药 10 克　枸杞子 12 克　阿胶 10 克　当归 12 克　菟丝子 12 克　白芍 10克　龟板胶 10 克　鹿角胶 10 克　茯苓 10 克

若气短自汗加黄芪 12 克；小便频数加桑螵蛸 12 克；小腹冷加紫油桂 5 克（研细分冲）。服此则肝肾之虚即复，而冲任自强矣。

月 经 过 多

气虚体弱　升阳可却

素体怯弱，中气不足，行经之际，血随气陷，冲任之气不固，不得摄纳血海而月事过期不止，且量多，色淡清稀如水，怔忡气短，面色㿠白，倦怠懒言，四肢酸软无力，小腹空坠，脉虚弱无力。治宜补气升阳汤治之。

方药：

黄芪 15 克　党参 12 克　白术 12 克　升麻 3 克　陈皮 9克　当归 10 克　川芎 6 克　炙甘草 5 克　大枣 3 个

此方于健脾胃升清阳之中佐以血药，气虚而血不虚者鲜见，俾气血互生，元气旺盛而经自调矣。

气盛生热　先期奈何

禀赋素盛，阳气有余，气盛则生热，热伏冲任，血溢不守，致令血量增多，过期不止，经色见深红或紫而稠黏，间有小血块，腰腹胀痛，心烦口渴，面红唇干，小溲短黄，舌红苔黄而脉象滑数。先期汤主之。

方药：

生地 9 克　当归 8 克　白芍 9 克　川芎 6 克　黄柏 6 克

知母9克　黄芩9克　阿胶9克　艾叶6克　香附9克　炙甘草5克　黄连3克

如无腰腹胀痛及下血块者，去归、芎、香附，加党参以固气摄血。

月经过少

冲任血源衰少　当归补血甚妙

素体虚弱或大病后阴血不足，或脾虚不能奉心化赤为血，是以冲任之血源衰少，血海不足，无余可下，经行一二日即净或点滴即止，经色淡，而色黑滞无泽，皮肤干燥不润，头晕眼花，耳鸣心悸，腰软乏力，四肢不温，舌淡苔白，脉象虚软。治以当归补血汤加减。

方药：

黄芪15克　当归12克　白芍10克　熟地12克（砂仁水炒）　党参12克　白术12克　茯苓10克　炙甘草5克　大枣3枚

如腰酸困加川断12克，枸杞12克；大便秘结加肉苁蓉12克。

寒凝血滞不畅　调经化瘀无伤

寒凝气滞，瘀血内停，血行不畅而经来量少，色黑有块，小腹疼痛，痛处不移而拒按，行经前尤甚，血块排出后痛即减轻，舌质紫或有瘀点，脉象沉迟而紧。调经化瘀汤治之。

方药：

当归尾12克　川芎9克　赤芍10克　元胡12克　红花8克　桃仁10克（去皮尖炒）　泽兰叶12克　香附10克　川牛膝8克　紫油桂5克（研细末，分2次冲服）

此方以活血化瘀为主，辅以行气，气行而血通，经水自畅矣。

经 行 吐 衄

肝郁挟火升腾　凉血三物可征

血之运行及升降皆从乎气。抑郁恚怒，肝气上逆，值月经来潮，冲气较盛，血海满盈之时，必挟之以蒸腾，上溢而吐血衄血作矣。见月经色红量多，烦躁易怒，两胁胀痛，口干口苦，月事提前，量少，渐至经闭，舌脉均显肝郁化火之征。凉血三物汤加减治之。

方药：

当归12克　生地12克　白芍12克　藕节15克　枳壳10克　栀子炭8克　粉丹皮8克　白茅根15克　阿胶12克　童便15克（兑服不必煎）

心火亢而灼肺　清之平之降之

体质素弱，阴血不足，思虑过度，耗伤心血，心火亢盛，火随血动，灼肺而伤津，血络受损，或吐或衄，但见量少而色红，头晕耳鸣，咳嗽骨蒸潮热，手足心热，经期无常，量少色红，口燥咽干，舌红绛无苔，脉象细数。固肺养阴汤治之。

方药：

当归12克　生地10克　天冬12克　麦冬12克　白芍10克　藕节20克　花粉12克　粉丹皮8克　地骨皮12克　栀子炭8克　甘草5克

此症切忌苦寒之品及攻伐之剂，以免耗伤气血。宜本"热者清之"，"逆者平之降之"为原则以引血下行，自可平逆调血矣。

经前便血

热淫所胜便血　清热凉血止血

有女子行经前一二日，忽大便下血，经行量少者，乃素日多食辛辣之物，热郁肠中所致，因大肠与胞宫并域而居，当行经之前，胞中气血俱盛，引动肠中郁热迫血下行而然。必见所下血色深红，面赤唇干，咽燥口苦，口渴喜冷饮，头晕心烦，大便燥结，小溲黄赤，经行量少，色紫红而稠，舌红苔黄，脉显滑数。此皆热淫所胜，津液被灼所致，拟清热润燥、凉血止血之剂。

方药：

当归 12 克　白芍 12 克　椿皮炭 12 克　川连 5 克　地榆炭 12 克　槐花 12 克（炙）　川军炭 6 克　乌梅炭 8 克　麦冬 15 克　生地 10 克

经行泄泻

脾弱不升反降　当予益脾固肠

经行之时，脾气虚弱，水谷之气不化精微反为湿浊，下陷而泄泻作，或脾虚而肝乘之，木侮而土衰，所出必完谷不化，昼夜均泻，面色黄，疲乏倦怠，四肢无力，腹胀肠鸣，口淡，舌苔白腻，脉虚濡。益脾固肠煎主之。

方药：

党参 12 克　白术 12 克　赤苓 12 克　生山药 15 克　白扁豆 15 克（炒）　白芍 10 克　香附 10 克　广木香 5 克　陈皮 10 克　炙甘草 5 克　生姜 3 片

若虚甚加黄芪；寒甚泻下清稀，腹中冷痛，加炮干姜、官桂；四肢厥冷加附子，以增强温中散寒之效；肝旺土衰，腹痛泄泻者，宜补土泻木，将白芍、白术剂量加大扶脾抑肝即可。

水火之宅命衰　四神熏脾固关

肾为胃关，乃水火之宅，行经之际，肾气尤亏而命门愈衰，不能熏蒸脾土而见大便稀溏，必见五更泄泻，面色晦暗，腰腿酸软，下肢畏冷，小便清长，舌淡苔白滑，脉沉迟，两尺尤甚。四神丸加减治之。

方药：

破故纸 12 克（炒）　肉豆蔻 12 克（去油）　五味子 8 克　吴茱萸 6 克（川连浸泡数次去小毒）　巴戟肉 12 克　白术 12 克（土炒）　炙甘草 5 克　生姜 4 片　大枣 3 枚（剖）

经行泄泻如不认真治疗，很难痊愈，治之失当，对胎育影响颇大，应注意。

痛　经

气血滞于胞中　血府逐瘀主通

肝气不舒，血不得随气而疏泄，冲任经脉不利，经血滞于胞中，而见经前或经期小腹胀痛，经色黑有块，行经量少，胸胁作胀，舌质紫，脉沉弦或沉涩。血府逐瘀汤加减治之。

方药：

当归 12 克　川芎 8 克　赤芍 10 克　红花 10 克　桃仁 8 克（去皮尖炒）　香附 12 克　广木香 5 克　枳壳 10 克　泽兰叶 12 克　元胡 12 克　川牛膝 10 克　甘草 5 克

若气滞夹寒者加乌药、小茴香，散寒暖下元而止痛；如血瘀夹寒者加紫油桂、炮干姜、艾叶，行血暖胞宫，但紫油桂用量宜少；如兼食滞者加神曲（炒）、麦芽（炒）；肥人痰多者加半夏（姜炒）、橘红、茯苓。

如滞而兼热者，凉血调经汤治之。

方药：

当归　川芎　生地　川黄连　粉丹皮　郁金　元胡　炒桃仁　红花　白芍　香附　丹参

患者寇某，女，20岁。

近年每经前三五日或经期小腹胀痛，有时阵发疼痛如刀割，卧床休息或服止痛药暂时缓解，经量少，滴沥不畅，血色紫黑有块，胸胁作胀，憋闷不适，舌质紫暗，脉沉弦而涩。宜调气活血、行瘀止痛之剂。

处方：

当归12克　川芎9克　红花5克　鸡血藤12克　泽兰叶12克　丹皮9克　赤芍12克　桃仁8克（炒）　元胡12克　香附10克　枳壳10克

上药于经前10日服之，每日1剂，连服2月。药后第1月痛轻，至第2月疼痛若失矣。

寒湿客于胞宫　温经除湿勿久

久居潮湿阴寒处或经期涉水感寒，寒湿伤于下焦，客于胞宫，经血为寒所滞，则于经前或行经时小腹冷痛，按之愈痛，经量少，色黑有块或如黑豆汁，舌质紫，苔白腻，脉象沉紧。温经除湿汤主之。

方药：

当归12克　白芍12克　吴茱萸6克　赤苓9克　苍术9克　桂枝6克　党参12克　川芎6克　泽泻9克　猪苓9克　粉丹皮9克　川牛膝9克　甘草5克

本方温而不燥，攻而不伐，补而不滞，用之得当，甚有良效。如经量多加杜仲炭，去牛膝、粉丹皮。

患者尹某，女。

4 年前经期冒雨涉水，感受寒邪，后每逢经期小腹冷痛，喜温喜按，痛时牵引腰部，不能工作，月经后期，量少，色紫有块。痛时腰腿憋胀不舒，腹冷，舌质紫暗，脉象沉涩。予温经散寒、祛瘀止痛之剂。

处方：

桂枝 5 克　乌药 10 克　吴茱萸 5 克　香附 10 克　当归 12 克　川芎 9 克　红花 6 克　泽兰叶 12 克　川断 12 克　枸杞 12 克　杜仲 10 克

嘱于经前 1 周服上方 5 剂，复诊腹痛较前明显减轻，月事 30 日来潮，量尚可，色红稍带血块，舌质紫暗渐有回转，脉沉细尚有涩象。再拟温经调气祛瘀治之，服 3 剂，寒邪散，气血行，痛经告愈。

血弱绵绵之作痛　补益更以疏通

素日气血不足或久病大病之后，气血两亏，阳气不振，胞脉失养，即于经期或经后小腹绵绵作痛，喜按，面色苍白，四肢倦怠，懒言音低，月经色淡量少而质清，舌胖大而淡，苔薄，脉虚软。宜补益气血、理气止痛之剂治之。

方药：

黄芪 12 克　人参 6 克　当归 12 克　川芎 8 克　熟地 12 克（砂仁水炒）　白术 12 克　茯苓 10 克　广木香 3 克　香附 10 克　白芍 12 克　生山药 12 克　杜仲 10 克　阿胶 12 克　炙甘草 5 克

血海空虚　责之肝肾

禀赋素弱，或房事过多，肝肾亏损，致精亏血少，冲任不足，血海空虚，见经后小腹虚痛，经来色淡量少，腰膝酸胀，舌淡红，苔薄，脉沉细无力。益肾调肝汤治之。

方药：

当归 12 克　白芍 12 克　熟地 12 克　阿胶 12 克　山萸肉 12 克　生山药 12 克　巴戟肉 10 克　何首乌 12 克　乌药 10 克 甘草 5 克

若腰痛甚加炒杜仲 10 克，川断 12 克；腹两侧痛加小茴香 10 克（炒），橘核 12 克（炒），胡芦巴 8 克；两胁胀痛加青皮 10 克，元胡 10 克；夜尿多加桑螵蛸 12 克，益智仁 12 克，川 断 12 克；气虚者加黄芪 12 克，党参 12 克。

另有验方：

理气活血汤：用治行经前腹痛，腰酸困而沉，经水色黑 有块。

元胡 9 克　制香附 9 克　乌药 9 克　红花 6 克　桃仁 6 克 水煎服，日 2 次，4 剂痛可止。

经行发热

似疟寒热往来　小柴胡汤化裁

经行之际，血室空虚，起居不慎，外邪乘虚而入，则寒热 往来，有似疟状，先寒后热，口苦胸闷，恶心少食，四肢酸 痛，月经量少，色紫红有块，舌苔黄腻，脉象弦数。小柴胡汤 加减治之。

方药：

党参 12 克　黄芩 8 克（酒炒）　半夏 8 克　赤芍 10 克 当归 12 克　粉丹皮 8 克　甘草 5 克　生姜 4 片　大枣 3 枚

经行发热，慎用苦寒之品，黄芩酒炒即此意也。

午后日晡潮热　养阴鳖甲海蜇

素日血虚，经行之时，经血下注冲脉，营卫更虚，而见午 后发热，日晡尤甚，四肢热甚，头晕目眩，经水量少，舌苔黄，脉细数。养阴鳖甲煎治之。

方药：

当归12克　白芍12克　生地10克　炙鳖甲12克　粉丹皮10克　地骨皮12克　白薇10克　嫩青蒿10克　海蜇12克　菊花10克　薄荷8克

此方中嫩青蒿、海蜇乃养阴清热之佳品，退虚热尤良。若盗汗加麻黄根12克，浮小麦12克（炒）；头痛加川芎6克；腰背酸困加川断12克，杜仲10克（炒断丝）；大便秘结加天冬12克，麦冬18克。

闭　经

攻伐消导伤脾　养血归脾自已

饮食劳倦，过服攻伐消导之品，损伤脾胃，化源不足不能灌溉脏腑，血海不满，无以时下，必见经闭数月，面色淡黄，疲惫倦怠，四肢冷，甚则浮肿，怔忡心悸，气短懒言，食少便溏，腹胀，口和不渴，舌质淡，苔白腻，脉象缓弱。治以补脾益气养血之剂。

方药：

黄芪12克　党参12克　白术12克　茯苓12克　生山药15克　薏苡仁12克　当归12克　川芎8克　砂仁5克　炙甘草5克　大枣3枚　生姜3片

若四肢寒冷较甚加附子6克（炮），紫油桂5克（研细末分冲）；如思虑伤脾，健忘怔忡，惊悸盗汗，加五味子10克，龙眼肉12克，炒枣仁12克，远志10克；食欲不振，肌肤不荣，则宜理脾醒胃之剂，白术、陈皮、佛手、香橼、鸡内金、砂仁、炒神曲、炒麦芽之属。脾胃健，气血自充矣。

血脱久病伤阴　养血壮水制火

诸失血脱血或大病久病耗伤津血，或生育过多，坠胎，小产伤血，致血少而月经数月不行，或行数滴即无，见面色苍白，头眩目昏，间有头痛，怔忡心悸，大便干燥，舌淡无苔，脉细无力。宜补血益阴、滋肾养血治之。

方药：

熟地12克（酒蒸砂仁水炒）　当归12克　枸杞子12克　白芍10克　阿胶10克　山药12克　何首乌12克　炙甘草5克　山萸肉12克

如阴虚血亏兼气虚加炙黄芪12克，党参12克，补气以生血；大便秘结加麦冬15克，肉苁蓉12克；咳嗽带血加花蕊石12克，藕节15克。

若大病耗伤营阴，心火亢盛，灼肺伤津，下及肝肾，而致血枯津竭者，为血虚重症，兼见两颧潮红，手足心热，骨蒸盗汗，心烦不寐，皮肤干燥，吐痰带血，气短而喘，舌绛无苔，脉细数。治宜壮水制火，滋养肝肾。地黄丸加减。

方药：

熟地12克　山萸肉12克　茯苓10克　粉丹皮8克　山药12克　泽泻6克　炙龟板10克　桑椹子12克　枸杞12克　知母8克　黄柏5克

如脾胃虚寒大便稀，减知柏用量或去之不用，加白术12克，砂仁5克。

气滞血瘀经闭　治当舒肝匀气

内伤七情，肝郁气滞，血行不畅，经脉阻闭，经水不得下行，亦有经期产后余血未尽，继受外邪内伤，致瘀血停滞，瘀阻胞脉而不行者，症见月事数月不行，终日抑郁不乐，烦躁易怒，脘腹胀闷，或两胁小腹胀痛，脉弦涩。舒肝匀气散治之。

方药：

当归 12 克　桃仁 10 克（去皮尖炒）　青皮 10 克　广木香 5 克　香附 10 克　乌药 10 克　赤芍 10 克　桂心 5 克　枳壳 10 克

如瘀血内阻则小腹胀硬，痛如针刺，拒按，舌质紫有瘀点，脉沉弦而涩。宜四物汤加减。

方药：

归尾 12 克　红花 10 克　赤芍 10 克　川芎 8 克　生地 10 克　丹参 12 克　元胡 12 克　香附 10 克　鸡血藤 12 克　泽兰叶 12 克　桃仁 8 克

若现寒象，脉沉紧，可加桂心、艾叶；夹热加熟大黄、粉丹皮。若破血必资大黄则效捷。若痛久体弱，可酌加参、芪以扶正，勿犯虚虚之戒。

寒湿凝滞经闭　温经利湿治之

经产之时，外感风寒，或贪凉饮冷，寒邪客于冲任，阳气素虚，湿浊下注胞脉，而见经闭数月，面色晦暗，小腹冷痛，四肢冷，胸闷恶心，大便稀溏，白带多，舌苔白，脉沉缓或沉紧。温经利湿饮治之。

方药：

当归 12 克　川芎 10 克　赤芍 10 克　白术 12 克　吴茱萸 6 克　桂枝 8 克　苍术 10 克（米泔水炒）　粉丹皮 10 克　川萆薢 12 克　赤苓 12 克　半夏 8 克　陈皮 10 克　生姜 3 片

若寒甚加干姜 6 克，小茴香 10 克；痛甚加元胡 12 克，香附 10 克；湿盛加薏苡仁 12 克。

患者姬某，女，28 岁，机关干部。

3 个月前怨怒气郁，行经不爽，继又啖食生冷瓜果，遂致经闭腹痛，小腹部按之有硬块，疼痛憋胀，面部发青，脉弦而涩。治以理气破血、散寒通经之剂。

处方：

桂枝10克　桃仁10克（去皮尖炒）　藏红花2.5克　茯苓12克　莪术10克　粉丹皮10克　川牛膝10克　香附10克　枳壳10克　泽兰叶12克　赤芍9克

二诊：药进4剂，经期见红，仍腹痛积块跳动，脉沉迟而涩。

处方：

桂枝10克　茯苓10克　藏红花2.5克　桃仁10克　赤芍10克　川芎9克　香附10克　粉丹皮10克　五灵脂9克（炒烟尽）　生卷柏9克

三诊：服6剂月经即下黑色血块，腹痛减，小腹积块犹跳动疼痛，脉沉弦而紧。

处方：

白芍12克　元胡12克　白术12克　香附10克　三棱9克　乌药10克　枳壳10克　党参12克　甘草5克

连服10余剂积块渐散，小腹痛止，1月后行经正常，翌年孕而得子。

患者翟某，女，24岁。

半年前经期受寒腹痛，渐至经闭，并发头痛，刺痛难忍，经期尤甚，腰膝酸困，舌质紫暗，脉沉迟而涩。拟通窍活血、散寒祛瘀之剂。

处方：

当归10克　川芎10克　红花10克　桃仁8克　赤芍10克　藁本8克　老葱3根　生姜9克　红枣7个（剖）　麝香0.3克（研末，分2次冲服）　黄酒半斤（入药内同煎）

二诊：药进3剂，头痛稍有减轻，经行量少色黑，腹痛较剧，脉沉迟。意守原方加紫油桂5克（研细末，分冲）。又进3剂后，经量较前增多，色黑块多，头痛不已，脉沉而紧。

处方：

麝香0.3克（研细末，分2次冲服）　当归10克　赤芍10克　川芎10克　藏红花2.5克　藁本8克　红枣7个（剖去核）　炒桃仁10克　生姜10克　紫油桂5克（研细末，分冲）　老葱3根

继服10余剂后头痛即止，经行如常，亦无腹痛之患。

【按】经闭当与有孕析别。有孕之停经，来之突然，早期有择食、恶心、喜食酸辛、头昏倦怠、嗜卧懒言，必见六脉滑疾而流利，两尺尤甚，寸关多弱。经闭多先见月经后期，量少，或先后无定期，逐渐而停，绝无呕恶现象，脉见尺部微涩，或滑而断续不匀，或沉而急，或微而细，若以为孕而养痈遗患，误事非浅。哺乳期之停经或暗经不在此例。

崩　漏

五志过极崩漏　清凉止血调经

素体阳盛或内蕴邪热，或过食辛辣，或内伤七情，五志化火而热郁于内，损伤冲任，迫血妄行，或怒气伤肝，血失所藏，而见阴道骤然大量下血，或淋漓日久，血色深红，头晕，烦躁不寐，舌红苔黄，脉大而数。宜清热凉血、调经止血治之。

方药：

当归12克　生地12克　川郁金10克　粉丹皮8克　焦栀子8克　藕节15克　白芍12克　炒枣仁12克　阿胶12克　地榆炭12克　菊花10克　三七参6克（研细末，分2次冲服）

如血热而兼虚者加西洋参6克，炙黄芪12克；如出血过多，汗出如水，黄芪可用至60克以固脱止汗；伤血过多而津

液不足，口干渴者，加麦冬15克，花粉12克；如腹痛加醋香附10克；腰酸困加川断12克，杜仲炭8克；失血过多而心悸怔忡者加龙眼肉12克，远志10克，五味子8克。

气虚血海不固　急予益气止崩

思虑过度或饥饱劳役，损伤脾气，气虚下陷则统摄无权，血海不固而骤然血崩，下血甚多或淋漓不断，色淡红而质清，精神疲倦，自汗出，气短懒言，饮食少思，舌淡苔薄而润，脉虚芤或虚细无力。益气止崩汤治之。

方药：

黄芪20克　党参15克　当归12克　熟地炭10克　白术12克　茯苓10克　三七参6克（研细末，分2次冲服）

如汗出四肢冷，昏仆不省人事，脉微细，为真阳欲脱之危证。急用人参30克，炖水徐徐服，另加附子10克（炮）以固阳救逆。

患者李某，女，54岁，农民。

累累生育10胎，末胎失血甚多，今日更衣入厕，猝然血崩，昏倒于地，其女寻至厕所，已不省人事，下血甚多，色淡红而质清。迨其复苏，精神疲倦，气短懒言，不思饮食，面色苍白，额汗如珠，脉微细无力。治宜补气摄血，固脱止血。立投人参30克，浓煎取汁频服，药入额汗稍已，精神有起色。

处方：

人参6克　黄芪25克　当归12克　川芎6克　熟地12克　白术12克　茯苓10克　阿胶12克　地榆炭12克　杜仲炭12克　白芍12克　汉三七6克（研细末，分2次冲服）

药进5剂，血崩即止，元气渐复，食欲增加，唯觉四肢困乏，疲惫倦怠。再拟补气养血之剂。

处方：

黄芪30克　当归12克　川芎8克　白芍12克　白术12

克　茯苓 10 克　阿胶 12 克　地榆炭 12 克　熟地炭 12 克　杜仲炭 8 克　炙甘草 6 克　大枣 3 枚　汉三七 6 克（研细末，分 2 次冲服）

调理半月余，共服 20 余剂而愈。

瘀滞血不归经　瘀去新血立生

经期或产后，余血未尽，或夹外感或因内伤，瘀血停滞，恶血不去则新血不得归经，症见漏下淋漓不止，忽多忽少，色紫黑而有血块，小腹疼痛拒按，舌有紫斑，脉沉而涩。活血固崩汤治之。

方药：

当归 12 克　川芎 8 克　赤芍 10 克　地榆炭 12 克　红花 6 克　桃仁 8 克　三七参 6 克（研细末，分 2 次冲服）　泽兰叶 12 克　没药 12 克（去油）　阿胶 12 克　粉丹皮 8 克　艾叶炭 8 克

若小腹痛甚加元胡 12 克；腹胀加广木香 5 克；腰酸困加杜仲炭 8 克，川断 12 克；血块多加花蕊石 10 克，丹参 12 克。

【按】治病易而认病难。临证中崩与漏，在病势上虽有缓急之分，然于发病过程中又可互相转化。如久崩不止，出血太多，气血耗竭，必致成漏；久漏不止，病势日进，亦将成崩。《济生方》云："崩漏之病，本乎一证，轻者为之漏，重者为之崩。"应据"急则治标，缓则治本"的原则，采用补气养血、泄热止血、活血化瘀治之，不可见血止血而过用寒凉，戕伐脾胃。血止之后，必得调理脾胃乃可。治崩宜补气为主，兼固摄升提，不宜辛温止血；治漏宜养血稍佐行血，不可偏于固摄。热迫血妄行者，加味四物汤；若脉络损伤者，八珍汤；若瘀血凝积佐以独圣丸；脾不统血者，四君子加归芍主之；思虑伤脾，宜归脾汤；气血两虚，血崩不止，宜十全大补汤。此亦丹溪之良苦用心矣。

治妇人子宫出血，时断时续，地榆炭 30 克（醋炒），莲须炭 12 克，水煎早晚各一服。

治月经不调崩漏不止，棕炭 10 克，木贼炭 10 克，阿胶 12 克，三七参 6 克，共研细末，每服 6 克，空腹温水送下。

治人工流产后，出血淋漓不断，腹痛绵绵，当归 12 克，川芎 9 克，桃仁 6 克，丹参 18 克，益母草 15 克，百草霜 6 克，姜炭 3 克，三七参 6 克（研细末，分冲），水煎温服，颇效。

治子宫出血，淋漓不断，腰膝酸软，腹胀痛，用陈旧烟袋杆烧炭存性，研成细末，黄酒 30 克煮开送服。

经断前后诸证

经断前后诸证为妇女绝经前后的常见病，现代医学谓之"围绝经期综合征"。

月经的来潮主要与肝、脾、肾三脏及冲任有关。断经之年，肾气衰，天癸竭，精血不足，冲任失司，肝、脾、肾功能失调，阴阳失去平衡，出现一系列证候。有的迁延数月，有的长达数年，影响工作与生活，需要及时加以调治。

本病阴虚阳亢者最多。由于肾阴亏损，肝阳上亢，症见头晕目眩，心烦易怒，情志失常，手足心发热，潮热汗出，心悸不眠，经量或多或少，经期长短不定，或漏下淋漓不断，舌质红，脉多弦细而数。治疗宜滋阴潜阳。

方药：

生地 12 克　玄参 10 克　粉丹皮 10 克　菊花 10 克　炒枣仁 15 克　龙齿 12 克　珍珠母 12 克　当归 12 克　白芍 12 克　竹叶 8 克　甘草 5 克　茯神 12 克

如真阴耗损，心火上炎，心肾不交，心烦意乱，精神恍惚，怔忡不寐，或神志失常者，宜滋阴清热，交通心肾。

方药：

生地 10 克　玄参 10 克　黄连 15 克　茯神 12 克　远志 10 克　天冬 12 克　炒枣仁 15 克　竹叶 8 克　当归 12 克　朱砂 2 克　琥珀 5 克（后两味研极细末，分 2 次冲服）

此外偶有肾阳不足，奇经失煦，而致腰膝酸软阴坠者，治宜温肾阳，固冲任。

方药：

熟地 12 克（砂仁水炒）　巴戟肉 12 克　淫羊藿 15 克　补骨脂 10 克　菟丝子 12 克　山萸肉 12 克　鹿角胶 12 克（另炖兑服）　杜仲 10 克（炒断丝）　川断 12 克

又有肝木乘脾，下肢浮肿，食欲不振，脉弦虚软，舌苔薄白者，宜健脾除湿，平肝利水。

方药：

茯苓皮 15 克　冬瓜皮 15 克　白术 12 克（炒）　陈皮 10 克　泽泻 10 克　猪苓 10 克　车前子 12 克　薏苡仁 12 克　生姜皮 6 克　白芍 12 克

若下肢冷加桂枝 6 克；腹胀满加大腹皮 12 克，川朴 8 克；恶心欲吐加半夏 8 克，竹茹 10 克。

总之，治疗中应谨守病机，在调补肾阴肾阳的基础上，或平肝潜阳，或养心安神，或健脾利水，或调任固冲。不宜用芳香辛燥和苦寒之品，以防耗伤气血。患者亦应积极地配合，养成良好的生活习惯，静养神，少思虑，息怒气，适劳逸，慎起居，以期收到满意的疗效。

带　下　病

带证，古人据颜色不同而有五带之说。许老依数十年临证所见认为，白带为多，其次黄带，赤白带亦常见。

水谷精微下流　傅氏完带立瘳

饥饱劳倦，损伤脾气，水谷精微不能上输以生血，反湿聚而流于下焦，伤及任脉，而带下色白或淡黄，如涕如唾，连绵不断，无臭，兼面白肢冷，疲倦纳呆，两足微肿，舌淡苔白，脉虚缓而弱。宜完带汤加减。

方药：

生山药 30 克　　土炒白术 18 克　　茯苓 12 克　　杜仲炭 8 克　芥穗炭 6 克　　陈皮 10 克　　白芍 12 克　　党参 12 克　　车前子 12 克　　甘草 5 克

若腰酸困加川断 12 克，枸杞 12 克，菟丝子 12 克；小腹痛加乌药 10 克，元胡 10 克，香附 10 克；病久精气不固白淫不断者加乌贼骨 12 克，生牡蛎 12 克，生龙骨 12 克。此方以健脾除湿为务，因近来茅苍术乏货，药肆多以山苍术代之，然因其性过燥故去之，若湿盛亦可用之，唯剂量宜小耳。35 岁左右妇人正气未衰，参须减之。如气血耗甚，则参量可加大，勿执一也。

患者陈某，女，25 岁，机关干部。

患带下半年余，色白清稀，连绵不断，量多，食少便溏，体倦腹胀，易怒，脉沉缓，左关弦。用傅氏完带汤加减。

处方：

党参 9 克　　白术 15 克　　生山药 30 克　　茯苓 10 克　　白芍 10 克　　车前子 10 克　　芥穗炭 6 克　　杜仲炭 8 克　　陈皮 8 克苍术 9 克　　芡实 12 克　　生牡蛎 12 克　　柴胡 8 克　　甘草 5 克

上方连服 6 剂即愈。

肾虚滑脱而下　温阳固肾可收

肾阳不足，下元亏虚，或因房事过度，致带脉失约，任脉不固，而见白带滑脱而下，量多淋滴，面色发暗，大便稀溏，小便频数或不禁，腰膝酸痛，小腹冷，脉象沉迟。温阳固肾汤主之。

方药：

熟地 12 克（砂仁水炒）　巴戟肉 12 克　紫油桂 5 克（研细末，分 2 次冲服）　益智仁 10 克　桑螵蛸 12 克　生山药 12 克　淫羊藿 12 克　赤石脂 10 克　菟丝子 12 克　山萸肉 12 克　黄芪 10 克　炮附子 8 克　鹿茸 1 克（研细末，分 2 次冲服）

若腰酸困加杜仲 10 克，川断 12 克，狗脊 12 克；大便秘结加肉苁蓉 12 克，黑芝麻 12 克，火麻仁 15 克；大便溏或黎明泻加肉豆蔻 10 克，破故纸 12 克。

湿毒带下鲜见　内服外用并求

此证鲜见，多因经行产后，胞脉空虚，又且洗浴不洁或房事所伤，湿毒秽浊之气内侵所致。症见带下如米泔，或黄绿如脓，或夹血液，并有秽臭之气，阴部瘙痒，小便黄赤，大便干燥，口苦咽干，舌红苔黄，脉搏数而有力。解毒渗湿汤主之。

方药：

银花 15 克　黄柏 6 克　粉丹皮 10 克　川黄连 5 克　白术 12 克　赤苓 12 克　茵陈 15 克　车前子 12 克　连翘 15 克　甘草 5 克

若阴部痒甚加白鲜皮 12 克。或外用药洗：银花 15 克，苦参 15 克，白芷 12 克，蛇床子 12 克，朴硝 10 克，水煎先熏后洗。如带下不断加芡实 12 克，川草薢 12 克。

患者高某，女，中年，营业员。

患带下 10 余年，初起色白无味，因家贫无力寻医，近两年来逐渐加重，色黄如脓，味腥臭伴阴部瘙痒，腰酸背困，口干纳减，手足心热，大便干燥，小便赤，每遇行经前加重，经行腹痛，色黑有块，舌苔薄黄，脉搏沉数。证属肝热脾湿。

处方：

白芍 15 克　当归 12 克　丹皮 9 克　生山药 30 克　焦白术 15 克　茯苓 12 克　芡实 12 克　苍术 9 克　黄柏 6 克　焦栀子 6 克　杜仲炭 8 克　白果 10 克　甘草 5 克

服上药 3 剂，带下及臭味减少，腰困减轻。以上方加减陆续服 7 剂，诸症渐除。

另有验方：

（1）祛带汤：治妇人素日白带多或腥臭有味，腰背酸困。

白鸡冠花 30 克　白扁豆 12 克（炒捣）　车前子 9 克（布包）

水煎，兑黄酒 30 克，日服 2 次。

（2）止带丸：主治白淫，腥臭秽气，凝滞疼痛，腰酸背困等。

当归　白术（土炒）　川芎　党参　山药　杜仲（炒断丝）　制香附　破故纸（炒）　生牡蛎　川断　椿白皮（炒）

上药各 250 克，共为细末，水泛为丸如绿豆大，青黛 120 克为衣。每服 10 克，白水送下。

（3）治五色带下，秽浊腥臭，淋漓不断，腰膝酸痛。

以健康婴儿脐带 2 个，将脐带两端扎紧，不要使血流出，用生理盐水将脐带洗净，放火上焙干，研成细末。每日服 3 次，每次 0.6 克。

脾肾虚弱白崩　健脾补肾止带

白带之久治不愈，量多如注，所下如涕如唾如米泔，脉虚大无力。此虚甚之候，带中之重证也。宜补肾健脾、固肾止带之剂。

方药：

生山药 30 克　白术 12 克　茯苓 12 克　生龙骨 12 克　生牡蛎 12 克　鹿角霜 10 克　白石脂 10 克　益智仁 10 克　菟丝

子 12 克　川断 12 克　甘草 5 克　大枣 3 枚

如小腹凉加小茴香 8 克，桂枝 5 克；气虚加黄芪 12 克。

心肾两虚白淫　固肾养心止带

思虑过度而耗伤心血，致心肾不交，或入房太甚而胞冷肾损，见阴道流出白精状物，绵绵淋漓不断，日夜流精，或阴户疼痛，脉沉紧无力。固肾养心汤治之。

方药：

生牡蛎 12 克　生龙骨 12 克　益智仁 10 克　莲子心 10 克　远志 10 克　龙眼肉 12 克　白石脂 12 克　白茯苓 12 克　五味子 10 克　鹿茸 1 克（研细末，分 2 次冲服）　菟丝子 12 克　车前子 12 克

若夜寐梦多加炒枣仁 12 克；小便痛甚加甘草梢 6 克。证乃心肾两虚之候，宜清心涤虑，着意静养，非旦夕所能愈也。

妊　娠　病

妊娠后，血聚以养胎，致母体阴血不足，胎渐大，气机升降亦受阻，故较平时易形成气滞痰郁诸疾，亦有脾胃化源不足或肾气亏损而胎元不固者。一旦发病，应及时治疗，以免变生他证。

妊娠病注意治病不忘安胎，当以补肾健脾为主。补肾为固胎之本，健脾乃益血之源，脾健则血有所统，本固血充则胎自安矣。妊娠禁忌之品：凡峻下、滑胎、行血、破血、滑利、耗气、伤气及一切有毒药物，皆当慎用或禁用。然于病情需要时亦可适当应用，要严格掌握剂量，以防伤胎。

妊 娠 恶 阻

胃虚恶阻 理气止呕

有素体胃弱之人，受孕二三月，月经停闭，血海之血不泻，冲脉之气旺盛，其气上逆反胃，胃虚不降反随逆气上冲，而见腹满闷，恶心不食或食入不久即吐，疲乏无力，倦怠多寐，舌淡苔白，脉沉滑无力。治宜香砂六君子汤加减。

方药：

党参12克　白术12克　茯苓10克　陈皮10克　砂仁5克　广木香3克　枳壳8克　半夏曲8克　生姜4片　大枣3枚　甘草5克

若大便稀次数多，加生山药12克，肉豆蔻10克（去油）；若胃阴被灼，大便秘结，加麦冬12克，肉苁蓉12克；呕吐日久虚而兼寒者加公丁香6克，煨姜5克。

另有验方：

（1）安胎止吐饮：治妊娠头晕，恶心呕吐，食欲不振，周身倦怠，酸软无力。

白术9克　陈皮9克　紫苏梗9克　砂仁6克　细竹茹9克　茯苓9克　枳壳6克　生姜4片

水煎服，日2次。2剂呕吐即止。

（2）妊娠止呕丸：治妊娠后恶心呕吐清水，腹痛少食。

党参30克　吴茱萸20克（黄连水炒）　砂仁20克　白术30克（土炒）　广木香15克

共研细末，水泛为小丸。每服5克，空心米汤送下。

患者焦某，女，25岁，干部。

有孕两月后，脘腹胀闷，偏嗜酸物，呕恶不食，食入即吐，头晕疲乏，全身乏力，倦怠嗜睡，多梦，舌淡苔白，脉缓兼滑。治宜健脾和中，理气降逆。五味异功散加减。

处方：

白术12克　茯苓10克　竹茹10克　川断12克　陈皮7克　枳壳10克　苏梗10克　砂仁5克　生姜4片　甘草5克

方中白术、砂仁乃安胎之佳品。服6剂病愈。

肝热恶阻　清肝和胃

平素肾虚，肝阳偏旺，或忿怒伤肝，肝失条达，孕后血聚以养胎，肝血益虚，阴虚阳盛，木火横逆，犯胃而见呕吐酸水，胸满胁痛，嗳气叹息，头眩晕而胀闷，精神抑郁，面色苍暗，舌苔微黄，脉弦滑。治宜清肝和胃，理气解郁。

方药：

白芍10克　枳壳8克　川黄连5克　细竹茹12克　广陈皮10克　苏梗10克　甘草5克

若热伤津液，舌红口干，加麦冬12克，花粉12克；头眩晕加菊花10克。

患者王某，青年教员。

妊娠3月后呕吐酸苦水，脘闷善太息，头晕而胀，精神抑郁，曾服中药不效，仍呕吐不止。舌苔黄，脉弦滑。治以疏肝理气、和胃止呕之剂。

处方：

白芍12克　竹茹12克　姜黄连3克　陈皮9克　菊花10克　枳壳10克　黄芩8克　桑寄生12克　生姜4片　白术12克　茯苓10克

为防呕吐拒药，嘱于服药时，另将生姜放入口中咀嚼，待口中麻后将姜吐出，再服上药。复诊头晕好转，呕吐仍频，大便稍干。再拟平肝清热之剂治之。

处方：

白芍12克　竹茹12克　黄芩9克　川黄连3克（姜炒）

麦冬 12 克　枳壳 10 克　生姜 4 片

服上药 3 剂，呕吐止，胃纳尚可。嘱其戒嗔怒，慎行止，勿忘胎儿在腹也。

【按】此证用药宜精简而不滋腻，庶可起到药入不拒的作用。或曰，芩连苦寒之品，妇人重身，其可任乎？岂不知《素问·六元正纪大论》有言，"有故无殒，亦无殒也"。且少量黄连一经姜制，正可止呕。黄芩安胎圣药人所共知，使之入肝，亦可清郁。

痰湿恶阻　豁痰降逆

脾阳不振之人，湿痰内生，妊娠之后，经血壅闭，冲脉之气上逆，痰随逆气上冲，而于妊娠初期呕吐痰涎，胸满，饮食少思，膈间有水声，心悸气促，舌苔白腻，脉沉滑。治以豁痰降逆、安胎和胃之剂。

方药：

白术 12 克　茯苓 12 克　半夏 8 克　橘红 12 克　黄芩 6 克　生姜 4 片　甘草 5 克

若夹热者，则呕吐黄水，头晕心烦，喜食酸冷，口干，舌红，苔黄腻，脉滑数，在豁痰药中兼以清热，加麦冬 12 克，青竹茹 12 克，炙杷叶 10 克，竹沥膏 15 克（溶化，分 2 次兑服）；夹寒者，面色苍白，呕吐清水，口淡乏味，舌淡苔白，脉滑无力，加桂心 5 克，砂仁 5 克，高良姜 8 克，党参 10 克，以温中和胃，降逆止呕化痰。

【按】痰滞恶阻者，有偏寒偏热之不同，当于安胎和胃药中佐以化痰，寒盛者寒去则痰自除，热盛者热清而痰化矣。如体质素虚，中气不足，酌加人参以固虚。

妊 娠 腹 痛

妊妇腹痛，或为寒客胞宫，或为冲任脉虚，或因血虚而气之运行受阻，亦有跌仆闪挫而致者，总以血气运行不畅，胞脉阻滞而痛作。

妊妇腹痛属虚寒　温六阳而暖下元

体质素虚之人阳气不足，受孕之后胎系于肾而肾阳益虚，阳虚则阴寒盛于内，寒则血凝，凝则气滞，妊娠数月，即见小腹冷痛，腹满胀。舌淡，苔薄而白，脉沉紧。温经止痛煎主之。

方药：

当归12克　川芎8克　白芍10克　吴茱萸5克（黄连水炒）　川断10克　艾叶8克　香附10克　小茴香6克　黄芪12克　生姜3片

若大便稀加生山药12克，白术12克；小腹胀加广木香3克；如小腹冷，下肢欠温，加官桂3克以温阳散寒。

【按】证因阳气虚弱而阴寒内盛，胞宫无阳气以温煦，故小腹冷痛；阴寒之气壅遏于内，故腹满胀。

妊娠腹痛血少　四物当为上剂

素体血虚，妊后血益不足，血少则气行不利，《金匮心典》云："胞阻者，胞脉阻滞，血少而气不行也。"症见孕后小腹绵绵作痛，喜按而按之痛减，头晕目眩，眼暗，心悸怔忡，口和不渴，面色萎黄，舌质淡红，苔薄，脉虚而有滑象。治以养血理气、补心止痛之剂。

方药：

当归12克　熟地12克（砂仁水炒）　白芍12克　川芎

8克　白术12克　苏梗10克　远志10克　广木香3克　柏子仁10克　炙甘草5克

若血虚太甚加阿胶、艾叶以养血止痛安胎；气虚加党参以补中益气。

【按】胎前血虚腹痛，必兼有心血虚，生血之源为心所主，心血不足则全身之血液运行不畅矣，而于妊妇尤然。

妊娠气郁腹痛　舒肝和胃可当

肝司血海，主疏泄，喜条达，妊娠之后血聚于下以养胎，肝血益虚则肝气易郁，肝郁气滞、血行不畅相因而见。妊娠数月即见腹满胀痛，心烦易怒，嗳气上逆，不欲饮食，舌苔腻，脉弦滑。治以舒肝和胃饮，俾气降胃和痛自愈矣。

方药：

白术12克　茯苓12克　白芍10克　枳壳8克　苏梗10克　陈皮10克　莱菔子6克（炒）　生姜3片

若见气冲胸痛加瓜蒌10克；恶心加竹茹10克。

跌仆闪挫而致妊妇腹痛，胎不安者，治以佛手散。

胎漏　胎动不安

妊妇阴道不时下血，或淋漓不断，而并无腹痛下坠感者，是谓"胎漏"或"胞漏"。若先感胎动下坠，继有腹胀或阴道少量出血者，即为"胎动不安"。上述症状持续不已，腰酸困，小腹下坠逐渐加重，出血量增多，以致流产者，为"坠胎"或"半产"。在坠胎之后，下次受孕复如期而坠者，谓之"滑胎"，即习惯性流产。此皆因冲任不固，不能摄血养胎而然。

气虚胎漏动不安　固气止漏未为迟

妊妇体弱，中气不足，而致冲任之气不固，不得约束其经血而胎漏；或冲任气弱，不能载胎，而为胎动不安。妊后三四月，即见阴道不时下血，色淡如黄水，腰酸腹痛，胎动下坠，舌淡苔薄，面色㿠白，精神长期萎靡，流血增多，其胎欲坠，脉浮滑无力，或沉弱无力。治以补气止漏、养血安胎之剂。

方药：

炙黄芪15克　当归12克　川芎8克　白芍10克　阿胶12克（烊化兑入）　白术12克　艾叶6克　人参6克　炙甘草5克

若胎漏下血多加地榆炭12克，杜仲炭10克；胎动下坠，腰酸腹胀者，加川续断12克，桑寄生12克，菟丝子12克，以固肾安胎。

【按】气虚胎漏以固气为主，气充血亦足。全身之血赖气以推行，治血先治气之理亦在于此，气固胎自固矣。

另有验方：

千金保胎膏：治妊娠脾胃虚弱，气血不足，淋漓见血，屡经小产，诸药无功，以此膏贴之保胎固之，充实血海，养血安胎。

人参　当归　白芍　熟地　益母草　元胡　桑寄生　蒲黄　阿胶　制香附　黄芪　砂仁　蕲艾　白术（土炒）　条黄芩各20克　川芎30克　炙甘草90克

用香油1500克将上药入油内浸7日，用武火将药炸枯，去渣（用槐树条搅），再熬至滴水成珠，加入黄丹750克收膏，摊布上贴肚脐。

血虚胎动下坠　补脾益血则安

素日体弱或孕后恶阻日久，脾胃受损，不能化水谷为精微，上奉于心而生血，血少则冲任之血不足，胎失所养而胎动下坠，腰酸小腹胀，或腹痛下血，面色淡黄，神疲乏力，舌淡红，苔薄，脉虚缓而滑。养血保胎煎治之。

方药：

当归12克　白芍12克　酒熟地12克（砂仁水炒）　杜仲10克（土炒断丝）　白术12克（土炒）　茯苓10克　党参10克　炙甘草5克　大枣4枚

若胎坠者加川断12克，菟丝子12克；下血者加阿胶12克（另烊化兑入）；食欲不振加陈皮10克，砂仁5克。

【按】此方乃八珍之义，补血养血为主，益气健脾扶之。脾健而能统血，气行而血生矣。

另有验方：

胎产金丹：治胎前产后一切疑难危急诸症。随证调引送下。

人参　当归　白术（土炒）　茯苓　白薇　元胡　蕲艾　藁本　赤石脂　川芎　粉丹皮　益母草各50克　生地　鳖甲（炙）　制香附各80克　五味子　甘草各30克　没药36克　沉香100克

上药共为细末。取鲜紫河车1具，用竹刀挑净血筋，河水浇净瘀血。再用黄柏60克，煮之，去黄柏加江米酒30克，入锡盆内将口封固，再用重汤煮（即隔水炖）黑为度，将制河车与前药和蜜为丸，每丸6克重，朱砂30克为衣，蜡皮封固。每服1丸，白水送下。早晚各服1丸。

随证调引：抽搐，天麻、钩藤汤送下；头痛，薄荷、荆芥汤送下；腹痛，生姜汤送下；呕吐，砂仁、陈皮汤送下；腰困，川续断汤送下。

肾虚胎动　温肾补命

禀赋素弱，先天不足，或孕后房室不慎，耗伤肾气，肾虚冲任不固，胎失所养，而见胎动欲坠，腰酸背困，偶有阴道出血，头晕耳鸣，小便频数或小便失禁，舌淡苔白，脉两尺沉弱。治以温肾强腰、安胎固虚之剂。

方药：

酒熟地 12 克（砂仁水炒）　菟丝子 12 克　川断 12 克　杜仲 10 克（土炒断丝）　山萸肉 10 克　阿胶 12 克（分 2 次后入药煎）　鹿茸 1 克（研细末，分 2 次冲服）。

若小便失禁加益智仁 10 克，桑螵蛸 10 克；如有热象去鹿茸，加黄芩 8 克；脾胃虚寒加砂仁 5 克；腰酸困较甚者加桑寄生 12 克，枸杞 12 克。

【按】如有妊娠三四个月习惯性流产者，怀孕后每隔三四日服 1 剂，服至逾 5 个月，可保胎无虞矣。

另有验方：

安胎汤：治妊娠三四月，胎漏将坠。

党参 12 克　炙黄芪 12 克　当归身 10 克　熟地 12 克（砂仁水炒）　杭白芍 10 克　山药 10 克　破故纸 6 克（炒）　山萸肉 10 克　白术 12 克（土炒）　茯苓 10 克　杜仲炭 8 克　升麻 2 克　炙甘草 3 克　生姜 3 片　大枣 3 枚

水煎服。

血热胎不安　固阴安胎煎

素体阳盛之人，孕后阴血聚以养胎，阳气偏旺，热邪下扰血海，迫血妄行，妊后淋漓下血，色鲜红，或胎动下坠，小腹痛，口干渴，喜冷饮，小便短赤，舌红苔薄黄，脉滑数。固阴安胎煎主之。

方药：

生地 10 克　白芍 12 克　熟地 12 克（砂仁水炒）　川续断 12 克　黄芩 10 克　当归 12 克　黄柏 5 克

若腰酸困加桑寄生 12 克，杜仲 10 克（炒断丝）；下血多加阿胶 12 克（分 2 次后入药煎），地榆炭 10 克。

【按】胎因热耗血而漏下，失血一多，即致胎动不安，若属肾气虚，冲任不固，胎失所系，因而不安。上所加桑寄生者，真品少见，近年多以柳寄生代之（桑寄生系灰色，柳寄生系黄色），柳寄生安胎则差矣。

另有验方：

固产煎：治习惯性流产，妊娠以后三四月胎动不安。

白术10克（土炒）　生地10克　缩砂仁8克

水煎，苎麻根3克捣汁兑服。

外伤胎漏　胎动不安

跌仆闪挫，或劳力过度，损伤冲任，气血紊乱，而见胎动下坠，小腹胀痛而坠，腰酸困，或阴道点滴出血，精神疲倦，脉滑无力。治以补气养血、固冲任安胎之剂。

方药：

党参12克　白术12克　杜仲10克（土炒断丝）　桑寄生12克　川断12克　熟地12克　黄芪12克　当归12克　川芎8克　白芍12克

若出血多加阿胶12克，艾叶5克；如有瘀滞之征酌加鸡血藤10克；若猝然大出血面色白，将参、芪量加大，固气止血，胎自安矣。

【按】因外伤所致者，多损伤气血，气血受损无力系胎而见胎动不安。治以补气养血为主，兼以强肾安胎。

另有验方：

（1）保胎丸：治习惯性流产有良效。

台参30克　生白术30克　茯苓45克　当归45克　酒白芍20克　麦冬10克　酒芩20克　杜仲30克（土炒断丝）

共为细末，炼蜜为丸如梧桐子大。每服10克，白水送下。

（2）护胎丸：治习惯性流产，腰酸背困。

川杜仲500克　川续断250克

将杜仲切片，用盐水浸7日，其水每日一换，用土炒断丝，与川续断共研细末。另用黑枣500克，以陈黄酒1000克煮枣极软，去皮核，和杜仲、续断末杵为丸，如梧桐子大。每服10克，清晨淡盐汤送下。若是在3月内小产者，自妊娠后开始服，至6~7月可止；如在5~7月小产者，服至8~9月可止。

（3）安胎散：治妊娠宿有冷疾，胎痿不长，或胎将坠腹痛。

白术30克（土炒）　川芎60克　吴茱萸15克（黄连水浸晒干）　炙甘草45克　缩砂仁15克

共研细末，每服6克，食前温黄酒送下。忌食生冷。

妊 娠 心 烦

受孕之后，火热乘心，神明不宁，而见心悸胆怯，烦闷不安，郁郁不乐者，此之谓也。亦称"子烦"。有阴虚、痰火、肝郁之不同。

阴虚妊娠心烦　清热养阴自安

素日血虚，怀孕之后聚血养胎，阴血更为不足，以致心火偏亢，上扰神明而心烦，坐卧不宁，或午后潮热，四肢发烧，口燥咽干，口渴不欲多饮，小溲短赤，舌红，苔薄黄而干，脉滑数或细数。治以安胎养阴煎。

方药：

天冬12克　麦冬12克　黄芩10克　知母10克　生地10克　玉竹10克　陈皮10克　竹茹12克　炙甘草5克　茯神12克　西洋参5克

若口干渴唇口破裂加花粉12克，梨汁2盅（兑服）；大便秘结加当归12克，火麻仁12克（炒捣）。

【按】凡阴虚之疾，水火必不平衡而失制，阴愈虚则阳愈亢，津液被灼，肺金遇火则燥，必虚久而津伤矣。

妊娠痰火心烦　　清热祛湿化痰

素有痰饮停滞胸中，妊后阳气偏盛，热痰相搏，上扰于心肺，而见心悸胆怯，胃脘满闷，心烦不安，头眩晕，恶心呕吐，舌苔黄而厚腻，脉弦滑。治以化痰祛烦汤。

方药：

竹沥20克（分2次兑服）　黄芩10克　枇杷叶12克（炙，去毛）　麦冬12克　茯苓12克　茅苍术8克（米泔水炒）　竹茹10克　橘红12克

若痰稠不利加瓜蒌仁10克（炒捣），川贝母10克。

【按】痰湿日久则生热，热复生痰，痰热上扰，迫于心肺则头晕恶心，烦闷不安。

子烦责之肝郁　　疏解不可过剂

肝经气滞，木火上逆，损及心神，妊娠三四月，心烦焦躁，两胁胀痛，舌红赤，苔薄黄，脉弦滑或有数象。清肝解郁汤治之。

方药：

白芍12克　郁金10克　黄芩10克　川黄连3克（姜水炒）　瓜蒌12克　枳壳8克　焦栀子6克　甘草5克

若两胁胀痛甚加青皮6克，香附5克。

【按】肝喜条达，恶壅恶怒，治之以和肝、柔肝、疏肝理气。妊娠肝郁以扶养胎儿为先，故以黄芩泄热安胎，然疏利之剂碍胎，必度量而用之，以为万全。

妊　娠　肿　胀

妊娠六七月间，肢体肿胀，谓之子肿，如在妊娠七八月以后，仅足部发生浮肿，无其他不适症状出现，此为怀孕后常有

现象，不必治疗，产后自消。

脾虚妊娠肿胀　理脾消肿可已

孕妇脾胃素虚，或过食生冷损伤脾阳，脾之转输无权，不能为胃行其津液，水湿停滞，流于四肢则肢肿，阻遏气化则腹胀。妊后数月即见面目四肢浮肿，或全身浮肿，皮肤色白而光亮，四肢不温，口淡无味，食欲不振，大便稀溏，舌苔薄白而润，脉搏缓滑无力。理脾消肿汤加减。

方药：

白术12克（土炒）　茯苓10克　大腹皮10克　生姜皮8克　陈皮10克　泽泻10克　广砂仁5克

若阳虚者，可加紫油桂3克，通阳化气以助药力；如腹胀加川朴8克，沉香3克（研细末，分2次冲服）。若水湿泛滥过甚而停滞胞中，腹大如鼓者，全身皆肿，胸中满闷，喘逆不安，宜加减鲤鱼汤（《千金要方》方）。

方药：

鲤鱼1条　白术12克（土炒）　生姜12克　白芍10克　当归12克　茯苓皮15克　大腹皮12克　猪苓10克

先将鲤鱼剥去鳞肠，加水煮，煮熟后去渣取汁，用以煎药，食前空心服。

患者晁某，女，38岁，干部。

妊娠5个月下肢浮肿，午前轻，午后甚。初时每晚用热水洗足，浮肿可消，日久则不济事矣，浮肿加重，小便短少，体重明显增加，舌苔白，脉沉滑。拟健脾除湿、安胎消肿之剂。

处方：

党参10克　白术12克　茯苓皮15克　天仙藤10克　陈皮9克　泽泻8克　生姜皮6克　砂仁6克

二诊：服上方3剂，小便增多，浮肿见消，脉搏沉而滑。上方去砂仁，加猪苓8克，再服3剂。

三诊：浮肿明显消退，腰尚酸困，食欲不振。再予健脾利水、补肾强腰之剂。

处方：

白术12克　茯苓皮12克　陈皮9克　桑寄生12克　泽泻8克　川断12克　焦三仙各12克　生姜皮6克

服4剂药后浮肿即全部消退，食欲增加，小便量多，腰困亦轻。

肾阳虚而子肿　温阳慎用真武

平日肾虚，妊娠后阴聚于下，有碍肾阳敷布，不能化气行水，且肾为胃关，肾阳不布则关门不利，聚水而从其类，妊后三四月，颜面及四肢浮肿，心悸气短，四肢冷，腰酸困而疲倦，舌淡，苔薄白，脉沉迟无力。真武汤加减治之。

方药：

炮附子6克　生姜皮8克　白术12克　赤茯苓12克　白芍12克　大腹皮10克　泽泻10克　陈皮10克

若气短而喘加桑皮10克，葶苈子3克（隔纸炒），大枣3枚；小便短少加车前子10克。

患者乔某，女，30岁。

1976年秋月就诊。妊娠5个月，面浮肢肿，小便短少，腰膝酸困，下肢不温，舌淡苔白，脉沉迟。拟温阳化气行水之剂。

处方：

白术12克　茯苓10克　桂枝5克　泽泻10克　生姜皮8克　巴戟肉8克　菟丝子10克　车前子8克　桑寄生12克

服上方3剂后，小便增多，腰酸减轻，脉仍沉迟。再拟温阳化水消肿之剂治之。

处方：

白术12克　茯苓皮15克　桂枝5克　泽泻8克　大腹皮

10克　生姜皮 8克　陈皮 8克　猪苓 8克

以上方加减，五诊时诸症已瘥，脉沉缓有力，以益肾安胎调理善后。

【按】凡遇肾阳衰微，阴霾之气过盛，非温阳不能消退阴翳。在千钧一发之际，暂用大辛、大热、大毒之附子以回阳，阳固之后即停服附子，以其为妊娠禁忌之品。妊娠水肿和肿胀，皆为水湿阴寒之疾，治肿用药，矛盾迭现。凡用温阳行水之药对胎儿有碍，两可之间，宜少用或不用为佳，十分必要时，病退即停，以免损胎。慎之！

气滞妊娠肿胀　天仙藤散可主

素多忧郁，气机不畅，妊娠四月以后，胎体渐长，有碍气机之升降，两因相感，促成气滞而肿胀作。先由脚肿渐及于腿，皮肤色多不变，头晕胀痛，胸闷胁胀，饮食少思，疲乏倦怠，舌苔厚腻，脉弦滑。治宜天仙藤散加减。

方药：

天仙藤 12克　香附 8克　苏梗 10克　大腹皮 10克　青皮 10克　檀香 6克　乌药 10克　陈皮 10克　木瓜 10克　生姜 6克

173

若腹胀满甚者，加广木香 3克，川厚朴 8克；恶心加砂仁 5克；下肢肿甚者加车前子 10克（布包）。

【按】凡水之为病多喘促，属肺，症多皮薄色白而光亮，按之凹陷，治宜理肺行水为主。气之为病多胀满，属脾，大多皮厚而色不变，随按随起，以健脾除湿、理气祛胀为要。此病理有别，治法迥异也。

另有验方：

加减天仙藤散：治妊娠浮肿，小便短少。

天仙藤 12克　大腹皮 10克　茯苓皮 12克　生姜皮 6克泽泻 8克

清水煎，分 2 次服。服后小便增多，肿消体轻。

妊 娠 痫 证

阴虚子痫　滋阴平肝

孕妇肾阴素虚，阳气偏亢，妊娠后血聚养胎，阴血更亏，虚火日炽，以致精不养神，血不养筋。经云："诸风掉眩，皆属于肝。"此虽指眩晕抽搐而言，但子痫亦在其中矣。症见妊娠数月，常感头晕目眩，心悸气短，颜面潮红，或面部及下肢微浮肿，发病甚急，猝然倒仆，不省人事，手足抽搐，口流白沫；舌红而绛，脉弦硬而数。治宜滋阴益肾，平肝潜阳。羚羊镇痉饮主之。

方药：

羚羊角粉 1.5 克（另包，分 2 次冲服）　生地 10 克　菊花 10 克　钩藤 12 克（后入）　当归 12 克　白芍 10 克　桑寄生 12 克　天麻 8 克　阿胶珠 10 克　茯神 12 克　龙齿 12 克珍珠母 12 克　泽泻 10 克　甘草 5 克

若口干渴加麦冬 12 克；痰壅盛加天竺黄 10 克，川贝母 10克；恶心欲呕加竹茹 12 克，陈皮 10 克；睡眠不宁加炒枣仁 12克。

另有验方：

定痫汤：治妊娠抽搐天吊，角弓反张，不省人事，口吐涎沫，二便失禁。

羚羊角 5 克　双钩藤 12 克　明天麻 8 克　薄荷 8 克　全蝎 5 克（炒）　天竺黄 6 克　甘草 3 克　当归 10 克

水煎，日 2 剂，分 4 次服。

胎气上逆　子悬

肾虚肝旺子悬　养血柔肝理脾

　　妊娠后，胸腹胀满，喘急疼痛，烦躁不安，称为"子悬"。缘于患者体质素虚，怀孕以后，又赖肾水以养胎，而肾阴更虚，阴虚水亏，水火不济，木无所养，致肝气盛而心火亢焉。阴亏于下而气浮于上，胎气不安，随气上逼而胸闷胀满，甚至疼痛，呼吸促迫，躁扰不宁，舌苔薄黄，脉弦滑。治当柔肝理脾，宽胸下气。和肝理气饮治之。

　　方药：

　　当归10克　川芎6克　白芍12克　苏梗10克　陈皮10克
大腹皮10克　黄芩10克　枳壳8克　茯苓10克　甘草5克

　　若烦躁心中热加天冬10克，黄连3克（姜水炒）；大便干、胸胀加瓜蒌12克；夜寐梦多加龙齿10克，远志10克；腰酸困加川断、桑寄生以益肾安胎。

　　【按】子悬之作，率由肾虚、肝旺乘脾所致，治宜养血柔肝，宽中和胃，理气除胀。肝郁一解，脾胃亦和，再服滋阴益血培本之剂，本固则病不复发矣。

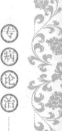

妊娠失音

肺肾阴虚子喑　益阴润肺清音

　　怀孕之后出现声音嘶哑，或不能出声，谓之"子喑"。病由肾阴不足所致，因声出于肺根于肾，而发于舌本，若素有阴虚之候，肾以养胎则阴更虚，不能上承舌本。多于近产之前，声音嘶哑，口燥咽干，头晕耳鸣，心悸而烦，小便黄赤，舌质红，苔花剥，脉细数。治以益阴润肺汤。

方药：

生地 10 克　玄参 10 克　天冬 10 克　麦冬 12 克　藏青果 10 克　桔梗 8 克　甘草 5 克

此方中藏青果润肺增液，伍桔梗载药上行。失音凡遇声带有变化，取甘桔汤效果甚好。

若咽喉疼痛加炒牛蒡子 12 克，射干 8 克；咳吐稠痰加橘红 10 克，川贝母 10 克。

妊娠感邪，恶寒发热，用苦寒药过早，火邪郁遏不宣而致音哑或失音者有之。可用下方宣邪理肺治之自愈。

方药：

银花 12 克　连翘 10 克　川贝母 10 克　桔梗 10 克　白僵蚕 10 克（炒）　甘草 5 克

【按】《素问·奇病论》云："人有重身，九月而喑……胞之络脉绝也……胞络者系于肾，少阴之脉贯肾系舌本，故不能言……无治也，当十月复。"此言指肾虚，妊娠后肾以养胎，致肾阴更虚不能上荣于肺。分娩后，肾阴逐渐恢复而自能发音也。若伴有其他兼证，则应及时治疗。

妊 娠 咳 嗽

肺燥子嗽　养阴润肺

妊娠后，咳嗽不已，五心烦热，胎动不安，谓之"子嗽"。乃孕后阴血聚于下，不能上承，而致肺燥咳嗽。若久咳不愈，则可渐致痨嗽，而见干咳无痰，日久缠绵不愈，有时痰中带血，午后发热，头晕口干，舌质红，苔薄黄，脉虚滑而数。治以安胎定喘汤。

方药：

当归 10 克　白芍 10 克　黄芩 8 克　桔梗 10 克　炙百合 12 克　炒杏仁 10 克　枳壳 6 克　麦冬 12 克　生地 10 克　天冬 10 克　川贝母 10 克　生甘草 5 克

若胸部疼痛加瓜蒌 12 克；痰多加枇杷叶 10 克（炙，去毛）；咳血加藕节 12 克，阿胶 12 克。

另有验方：

大雪花梨 1 个，用刀削 1 个盖，去核，另用川贝母 12 克，研细末装入梨内，将盖用绳绑紧，入锅蒸熟食之，用之颇效。

【按】子嗽一证，由阴虚火盛，上灼肺金而然，故治以养阴润肺、生津止咳为主。止咳用药当利之化之，不宜多用壅滞之剂，以免痰壅不易咳出，于病反不利矣。参芪之类非气虚不可妄投。

妊娠小便不通

妊娠小便不通，甚至小腹胀急疼痛，心烦不得卧，乃气虚、肾虚所致。

气虚小便不通　益气举胎行水

气虚者，因胎居母腹，赖气以载之。如妊妇脾胃素虚，中气不足，妊娠至七八月，胎儿渐大，气不足以上载其胎，以致胎重下坠，压迫膀胱溺不得出或频数而少，小腹胀急疼痛，坐卧不宁，心悸气短，头重眩晕，大便不畅，舌淡苔薄，脉虚滑无力。治以益气举胎汤。

方药：

黄芪 12 克　党参 12 克　白术 10 克　茯苓 10 克　升麻 5 克　桔梗 10 克　陈皮 8 克　猪苓 8 克　泽泻 8 克　炙甘草 5 克　大枣 3 枚

若下元虚小腹冷加紫油桂 2 克。

【按】凡利水之药为妊娠所禁用，病情紧急时只可暂用，病已药停，免致伤胎。

肾虚小便不通　补肾温阳行水

肾虚者，因肾与膀胱相表里，膀胱为州都之官，主气化行水，又赖肾中之阳气温化之。胎系于肾，肾虚不能温化膀胱之水，而见妊妇小便频数，继则闭而不通，小腹胀痛，坐卧不安，腰酸，头晕，舌苔薄而润，脉沉迟或沉滑无力。治以补肾温阳、化气行水之剂。

方药：

熟地 12 克（砂仁水炒）　山萸肉 10 克　生山药 10 克白茯苓 12 克　泽泻 8 克　紫油桂 3 克（研细末，分 2 次冲服）淫羊藿 10 克　巴戟肉 10 克　车前子 8 克（布包）

妊娠小便淋痛

妇人孕后数月，小便频数，点滴而下，并兼疼痛，谓之"子淋"，乃阴虚、实热、气虚所致。

阴虚子淋　滋水通淋

阴虚子淋，肾水不足，命门火旺，胎移热于膀胱，而见妊娠数月小便频数，淋漓疼痛，小便短赤，心烦不寐，舌质红绛少津，苔薄而黄，脉细数而滑。治以滋水煎。

方药：

生地 8 克　熟地 8 克　枸杞 12 克　玄参 8 克　麦冬 12 克泽泻 8 克　猪苓 8 克　车前子 10 克　生山药 10 克

若小便牵痛加甘草梢 6 克。

实热子淋　清热通淋

实热子淋，阳气素旺，心阳偏亢，移热于小肠，二火交炽，燥伤津液，而见妊娠数月小便频数而短赤，尿道灼热疼痛，心烦不安，口苦而渴，舌红赤，苔黄，脉滑数。治以清淋散。

方药：

生地 10 克　滑石 10 克　木通 10 克　麦冬 12 克　竹叶 8克　黄柏 5 克　甘草梢 6 克

若小便灼热加焦栀子 6 克。

气虚子淋　益气通淋

气虚子淋，中气素虚，妊后胎重压迫膀胱，故妊后五六月小便频数淋漓，时欲解小便而不得解，后疼痛，尿量不减，色白，气短不续，舌质淡，苔白，脉虚而滑。治以益气举胎汤。

方药：

黄芪 12 克　太子参 12 克　白术 12 克　茯苓 12 克　升麻 5 克　麦冬 10 克　川续断 12 克　炙甘草 5 克

若小便淋漓不能控制加桑螵蛸 10 克，益智仁 10 克；小便痛甚加竹叶 8 克。

179

胎 死 不 下

胎死母腹，历时过久，不能自行产出，乃危恶之候。如胎死于妊娠期，妊妇必自觉胎动停止，或阴道流出暗红色血水；如临产时突发胎死腹中，除胎动忽然停止外，必兼腹满急痛、喘闷等证。此乃气血虚弱或瘀血阻滞所致。

气血虚弱　益气催胎

孕妇气虚血弱，或因久病体虚胎动停止，阴道流出淡红色血水，小腹疼痛或冷痛，口中有恶臭味，精神疲乏，形体瘦，面色苍白，舌淡，苔白腻，脉虚大而涩。治以益气催胎散。

方药：

黄芪12克　人参6克　当归12克　川芎8克　川牛膝12克　鬼臼8克　桃仁10克（炒去皮尖）

若小腹冷加紫油桂5克（研细末，分2次冲服）；腹痛甚加没药10克（去油）。

【按】证因气血虚无力催胎下行，治之宜速不宜迟，如迟迟不决则误事矣。上方鬼臼乃下死胎必备之品，合桃仁破血下胎甚速。

瘀血阻滞　破瘀下胎

胞宫受寒，寒则血凝气滞，或跌仆损伤，瘀血停滞，胎动忽然停止，阴道流出紫黑色血液，口中气味恶臭，或临产胎死腹中，腰酸胀急，胸满喘闷，小腹冷痛，面色青黯，口唇尤显著，舌质紫，脉沉涩。破瘀下胎汤治之。

方药：

当归12克　川芎9克　红花10克　紫油桂6克　川牛膝10克　炒桃仁10克　泽兰叶12克　车前子6克

【按】瘀血寒凝，死胎不下，乃危恶之候，必以活血祛瘀，催死胎速下，方保无虞。

难　产

怀孕足月，胎位已向下移，腰腹阵阵作胀，小腹重坠，胞水与血俱下，势欲临产，而胎儿久不娩出或手足先下、横产、逆产等，乃气血虚弱或气血瘀滞所致。

气血虚弱　益气养血

正气不足或产时用力过早，耗伤气力，或平时不慎房事，耗损气血，或临产胞水早破，浆水干枯，不能娩出。故《胎产心法》云："素产虚弱，用力太早，儿欲出，母已无力，令儿停住，产户干涩，产亦艰难。"症见产时微有阵痛，有酸胀感，或下血量多而色淡，久产不下，面色苍白，精神疲倦，心悸气短，舌淡苔薄，脉虚无力。治以气血两补之剂。

方药：

炙黄芪12克　党参12克　当归12克　川芎8克　白芍10克　茯苓12克　白术12克（土炒）　炙龟板12克　陈皮10克　大枣3枚（去核）

若虚甚党参改人参10克（炖水兑服），以增强补气固脱之效；若虚不受补，胸闷头晕，可加广木香3~5克，或陈皮8克，以防其壅。

气滞血瘀　温经行瘀

产妇临产恐惧，心情紧张，致使气滞血瘀，或产期久坐久卧，气不运行，血不畅通，则胎体沉滞，或产时感寒，血为寒凝，而见久产不下，腰酸腹痛剧烈，下血量少，色暗红，面色青黯，胸脘胀闷，舌质紫红，苔正常，脉沉实而涩。催产要方主之。

方药：

当归12克　川芎9克　泽兰叶12克　川牛膝12克　红花10克　车前子10克　紫油桂5克（研细末，分冲）

若大便秘结加桃仁10克（去皮尖炒），熟军5克。此方乃破血祛瘀、滑利降下之平剂，行血下胎而不伤正。

【按】治疗难产，总以调气和血为主，虚者补而调之，实者行而调之。宜用养血益气、温经行瘀诸法，不宜猛药催生，以免耗伤气血。

产　后　病

产后三大症，乃"痉""郁冒""大便难"也。大凡亡血伤津，血虚火动，瘀血内阻，败血妄行，或外感六淫，饮食房劳，均可致产后诸症。欲治之者，必据产后之特点"三审"之。先审其小腹痛与不痛，以辨有无恶露停滞，次审其大便通与不通，以察其津液的盛与衰，三审乳汁多少行与不行，及饮食多少，以度胃气之强弱，而后切脉问症综合分析以为处方用药。

胎 衣 不 下

产后气虚或寒凝，致气血运行不畅，胞宫活动力减弱，致胎盘经很长时间不能娩出，谓之"胞衣不下"。

气血亏虚　益气养血行瘀

《胎产心法》云："有因气血虚弱，产母乏力，气不转运，而停搁不下。"产程过长，用力过度，以致分娩后气血耗损，精神疲惫，无力送出胎衣。症见小腹胀痛，喜按，有硬块，阴道流血量多，色淡，面色白，头晕心悸，气短精疲，畏冷喜热，舌淡苔薄，脉虚弱无力。治以补气养血，稍佐行瘀之剂。

方药：

黄芪12克　人参6克　鸡血藤8克　当归12克　川芎8克　炒桃仁6克（去皮尖）　紫油桂3克　炙甘草5克　炮姜6克　大枣3枚（去核）

若流血过多，胞衣不下，加酥炙龟板10克，以滋补阴液，液充气足则胞衣易出矣。

【按】 凡产后之病，多气血大虚，然夹寒夹瘀者多矣，故用生化汤化裁，予补剂中稍佐温经活血之品治之。慎不可用攻伐或阴寒凝滞之剂。

寒凝血滞　温散化瘀

产时调摄不当，感受外寒而致气血凝滞，血行迟缓，胞衣不能及时排出。《诸病源候论》云："产胞经停之间，外冷乘之，则血道否涩，故胞衣不去。"症见腹冷痛拒按，恶露甚少，色暗红，痛时欲呕，面色青，舌淡口和，脉沉弦而涩。治以温经散寒，活血化瘀。

方药：

当归12克　川芎8克　赤芍10克　紫油桂6克　炒蒲黄8克　川牛膝10克　净吴萸5克（黄连水炒）　红花6克　炮姜6克　炙甘草5克　炒黑豆10克

上药共研细末，每服6～9克，黄酒半杯，清水半杯，煎至半杯，入童便半杯，不拘时调服。

若小腹痛加没药10克，乌药8克；气虚加黄芪12克，党参10克。

另有外治法：

蓖麻子肉30克，研末捣成膏，涂产妇足心，胞衣即下，衣下即洗去。（《妇人良方大全》）

产后腹痛

产后多虚多瘀，兼之血虚寒凝，气血运行不畅，迟滞而腹痛作。

血虚腹痛　征之八珍

产时出血过多，冲任虚寒，气血大虚，以致血流不畅，迟滞而腹痛。产后腹痛，喜按，腰酸坠痛，恶露淡而量少，大便燥结，头晕眼暗，耳鸣，舌质红，苔薄，脉虚弱无力。治以八珍补血汤。

方药：

炙黄芪 12 克　党参 12 克　当归 12 克　川芎 8 克　熟地 12 克（砂仁水炒）　酒白芍 12 克　白术 12 克　茯苓 12 克　麦冬 12 克　炙甘草 5 克　大枣 3 枚（去核）

若血虚兼寒，腹痛喜热，手足逆冷，加炮姜 5 克，紫油桂 3 克（研细末，分 2 次冲服）；血虚羸瘦加饴糖 30 克（炖化，分 2 次兑服）；出血者加生地炭 8 克，阿胶 12 克（分 2 次后入药煎）。

寒凝腹痛　必恃温通

产后起居不慎，寒邪乘虚而入，气血为寒所滞，凝涩不通，而见产后小腹冷痛拒按，得热即减，口和不渴，四肢冷，面色青白，舌质暗淡，苔薄而白，脉沉迟而紧。活血温阳煎治之。

方药：

当归 12 克　川芎 8 克　乌药 10 克　吴茱萸 5 克（黄连水炒）　桂心 6 克（研细末，分 2 次冲服）　广木香 5 克　生姜 3 片

若寒甚，生姜改为炮姜 6 克，加炮附子 5 克。

患者孟某，女，25 岁，纺织工人。

时逢秋末渐寒之季就诊。病者产后 10 天犯有房事，突然腹部剧痛，四肢不温，汗出如珠，恶露不尽，舌苔白，脉沉迟而紧。证属外寒侵袭，虚寒腹痛。治以疏风散寒、和营止痛之剂。

处方：

当归 10 克　川芎 8 克　姜炭 5 克　防风 6 克　炮附子 6

克　桂枝 5 克　乌药 6 克　吴茱萸 5 克　没药 8 克　党参 10 克　炙甘草 5 克

二诊：上药 2 剂，腹痛减轻，四肢稍温，舌苔薄白，脉沉而紧。继服补虚养血、散寒止痛之剂。

处方：

党参 10 克　白术 10 克　当归 10 克　川芎 8 克　防风 8 克　炮附子 6 克　元胡 8 克　姜炭 5 克　桂枝 3 克　炙甘草 5 克

三诊：汗出减少，四肢渐温，腹痛阵作，舌苔白，脉弦而紧。

处方：

当归 10 克　川芎 8 克　姜炭 5 克　党参 10 克　元胡 8 克 乌药 6 克　桂枝 3 克　炙甘草 5 克

服药 2 剂痊愈。

【按】凡治产后寒凝腹痛，必用温通之剂。痛者多有不通，非气即血，或寒或热。用药宜以散寒活血，兼理气行滞。温阳或回阳之剂不宜久服，寒散即去之，过服必伤津。慎之！

产后血晕

妇女产后，突然头晕目眩，不能起坐，甚或心胸满闷，恶心呕吐，痰涌气急，神昏口噤，不省人事者，称产后血晕。许老认为有虚实二类。

血虚阳散脱证　补气回阳固脱

病因素体虚弱，产时出血过多，以致阴血下夺，孤阳上越，气随血脱而成，此为脱证。正如李东垣所说："妇人分娩，昏冒瞑目，因阴血暴亡，心神无所养。"其症见突然昏晕，面色苍白，心悸恍惚不适，神昏不省人事，眼闭口开，手撒肢冷，甚则冷汗淋漓，舌淡无苔，六脉微细或浮大而虚。治宜补气益血为主。加味补血汤主之。

方药：

黄芪20克　当归12克　川芎6克　石菖蒲12克　黑姜3克　炙甘草5克　黄毛鹿茸2克（研细末，分2次冲服）

此方用当归入心肝脾肺，导血归原而又补血养血，黄芪乃补气上品亦入脾，且归得芪而血有所附，芪得归而气有所依；石菖蒲振发清阳，宣窍以聪耳明目；川芎行血止痛；炙甘草补益脾胃；黑姜温中回阳；鹿茸温煦以助真阳之气。如虚甚将脱者，当以扶正固脱为急，用人参30克水煎徐徐服用，或用龟龄集2.5克、黄酒30克煮沸冲服；如见大汗淋漓、脉微欲绝、四肢厥冷诸症，当用人参8克，炮附子8克，炮干姜6克，大枣3枚（剖），以固脱回阳和营卫。

此外，本证治疗时，轻者常以四物汤、人参养荣汤、归脾汤之类徐徐服用常可奏效。但若气虚血亏将脱者用之则误事矣。此时非大剂参芪不能救危起困，即所谓"治血先治气"之意也。龟龄集用于救脱，只可暂用、少用，不可久服、大剂，以免邪热升腾，重加其疾。桂、附、姜亦是如此，病向愈则止，不必再剂。

血瘀闭证属实　化瘀理气散结

病由产时感寒，恶露不下，血瘀气逆并走于上，迫乱心神而成。症见产后恶露不下，或虽下而量很少，小腹疼痛拒按，或气闷喘促，神识昏迷，口噤不开，不省人事，两手握固，牙关紧闭，面色紫暗，口唇及舌质均发紫，脉涩。治宜活血化瘀。化瘀理血汤主之。

方药：

当归尾12克　川芎8克　泽兰叶12克　血竭8克（研细末，分2次冲服）　红花6克　没药10克（去油）　干漆6

克（炒烟尽）　童便半茶杯（分2次兑服）

此方以当归尾、川芎活血行瘀止痛；泽兰叶通经散结而不伤正；血竭、没药、红花行血逐瘀止痛；干漆祛瘀破血；童便引血下行。诸药合用，共奏活血行血、逐瘀止痛之功。此方所以没药去油乃防药后恶心，干漆炒烟尽以去其小毒，童便为引，不宜煎，煎则失效。如见大便秘结，宜加熟军5克，桃仁3克（去皮尖炒），以活血祛瘀通便。若产妇体虚而瘀大便难者，可改用火麻仁10克（炒捣），麦冬12克，以润肺生津利便。

此外，还有外治救急三法。其一，用生铁器一块，置火炉中烧红，老陈醋半碗。用时将醋碗置产妇鼻下，将烧红之铁块入陈醋中，此时热气即起，产妇闻之即可苏醒。其二，烧干漆起烟，使患者闻烟味即可苏醒。其三，用银针刺产妇眉心出紫血亦可苏醒。以上三法为病急煎药不及时而设，只用于抢救垂危产妇。在这三法中第一法奏效最速，疗效可靠，其他二法则稍差。

患者甄某，女，34岁，农民。

产后两天，恶露正行，复因情志不遂，恚怒过度，而致牙关紧闭，昏仆，不省人事，诊见舌质紫暗，脉弦涩。证属血随气逆，蒙蔽神明。治以祛瘀理气，开关透窍。

急救：先用陈醋半碗，再取生铁一块放炉内烧红，入醋碗内，待醋沸气起，即置于病人口鼻前熏之。连续数次，病人即清醒。

处方：

当归12克　川芎8克　红花8克　炒桃仁8克　益母草10克　泽兰叶12克　元胡8克　香附8克　赤芍8克　甘草5克

二诊：药进2剂，神志即清，但头晕疲乏，小腹疼痛，脉弦紧。此气滞血瘀一时难解也，拟服下方。

处方：

当归12克　赤芍10克　川芎9克　红花8克　香附8克元胡8克　炒桃仁5克　鸡血藤5克　菊花10克　黑姜3克

三诊：又服3剂，精神恢复正常，饮食增加，头晕疲乏均减，再服上方3剂，病愈。

【按】在救治产后血晕时，一定要认真地分辨虚实，否则若以气脱作血瘀，误用芳香辛散逐血之品，则产妇立毙，此不可不慎也。

产后恶露不下

胎儿娩出后，胞宫内所遗余血和浊液就自然排出体外，若停留不下或下亦很少，谓之恶露不下。恶露为血所化，举凡气滞血瘀均可致气血运行不畅而发为本病。

气滞肝失职　疏泄勿破气

临产时精神恐惧，或忧思怫郁，肝气郁结，疏泄失职，致气血壅滞。《济阴纲目》谓："思虑动怒，气血壅遏，血蓄不行。"症见产后恶露不下或下而血少，小腹胀痛，胸胁胀满，舌苔白而薄，脉弦紧。疏肝理气饮治之。

方药：

当归12克　川芎8克　枳壳10克　香附10克　元胡10克　乌药10克　广木香3克

若腹痛甚加没药10克（去油）；胀甚加大腹皮8克，檀香5克。

【按】此证胀满甚于疼痛，治以理气疏肝，应避免破气之品，因产后体虚，实者、瘀者、滞者均为标。本虚标实，用药宜慎重。

血瘀责之寒　祛瘀慎防变

临产当风受寒或饮食生冷所伤，以致恶露为寒所凝，瘀结不下。傅青主云："产时恶露随下，则腹不痛而产自安，若腹欠温暖，或伤冷物，以致恶露凝块。"症见产后恶露甚少，色紫暗有血块，小腹疼痛拒按，舌质色紫或舌边有黑斑点，脉沉涩。祛瘀良方治之。

方药：

当归尾12克　川芎8克　红花6克　炒桃仁8克（去皮尖捣）　泽兰叶10克　益母草12克　五灵脂8克（炒烟尽）炙甘草5克　黄酒1盏（煎开兑服）

若脉迟而寒加炮姜炭5克；小腹疼痛加元胡8克；腹胀加广木香0.5克。

【按】此证痛甚于胀，拒按或按之有块，属寒凝血瘀。瘀血变化多端，治之宜速不宜迟，产后体虚正不胜邪，迁延日久，必酿成大病矣。

产后恶露不绝

恶露为血所化，出于胞中而源于血海，一般应于两周左右排尽。若因气虚、血热、血瘀即致淋漓不断，谓之恶露不尽。若迁延日久，血虚液竭，则变生他病矣。

气虚淋漓不绝　先补后止有序

体质素弱，正气不足，产时失血过多而耗伤正气，或劳倦伤脾，气虚下陷，以致冲任不固，产后恶露淋漓不断，色淡红量多，无腥臭之味，小腹下坠，神色疲倦，舌质淡，苔正常，脉虚无力。固气摄血汤治之。

方药：

炙黄芪15克　人参10克　当归12克　白术12克　陈皮8克　阿胶珠12克　地榆炭10克　三七参5克（研细末，分2次冲服）　升麻3克　炙甘草5克　生姜4片　大枣3枚（去核）

若小腹冷加艾叶炭6克；腰酸困加杜仲炭8克，川续断12克；大便稀溏加山药12克，茯苓10克；如肝气郁滞腹痛加香附6克。

【按】治血者必治气，气足则血得而摄之，恶露淋漓自止。气虚更当以补气为先而止血次之。此理医者皆知。补气之方有温补、热补、平补，一法之中有多变。应避免按倒一浪，一浪又起。

血热恶露日久　清营虚热可收

产妇营阴素弱，复因产时失血，阴液更亏，阴虚则血热；或肝经郁热，热伏冲任，迫血下行，而恶露过期不绝，色红，质稠而黏臭，颜色红，口干舌燥，脉细数无力。清营止血汤治之。

方药：

生地10克　熟地10克（砂仁水炒）　粉丹皮6克　阿胶12克　当归12克　白芍10克　海螵蛸10克

若血色黑有块，腹痛，加川郁金8克；腰酸困加桑寄生10克，炒杜仲10克。

【按】此证虽有热乃虚热也，故苦寒之品不必入剂，恐胃伤而腹痛，应十分注意。

血瘀恶露不绝　因气因寒有别

新产之后，胞脉正虚，寒邪乘隙而入，与血相搏，结而成瘀，恶露瘀结，故见淋漓不绝，量少，色紫黑有块，小腹痛拒按，自觉胸腹胀满，舌质暗紫，脉弦涩或沉实有力。祛瘀镇痛汤治之。

方药：

当归尾 10 克　川芎 8 克　生蒲黄 6 克　益母草 12 克　丹参 8 克　元胡 6 克　炮姜炭 5 克　五灵脂 8 克（炒烟尽）

若大便秘结加炒桃仁 6 克（去皮尖）；腹痛加香附 6 克。

另有验方：

产后百宝丹：治产后子宫出血，淋漓不断，或有抽搐，以及产后诸虚。

益母草 30 克　明天麻 12 克　百草霜 30 克　飞罗面 30 克　京墨 30 克

将益母草、明天麻、百草霜共为细末，京墨捣碎在锅内兑水蒸化，再将飞罗面和墨水兑在一起，少加陈醋打糊为丸如黑枣大。每服 3 丸，日 1 次。抽搐以钩藤、薄荷汤下；恶露过多，童便送下；呕吐以竹茹、陈皮汤送下；小便不利以木通、竹叶汤送下。

【按】凡血瘀证，有因气者、因寒者、因热者。病因不同，用药有别。重者破之，如大黄䗪虫之类；热者清之，如丹皮、生地；气滞者宜行气，香附、木香；寒凝而瘀可用艾叶炭、炮姜炭以散寒杜瘀。瘀之轻者桃仁、红花。总之辨证详尽，组方严密，奏效速矣。

产 后 发 痉

产后血虚发痉　养血育阴止痉

产后失血过多，营阴耗损，津液虚竭，不能濡润筋脉而拘急抽搐。亦有接生不慎局部创伤感染，邪毒乘隙入侵经络之间而经脉拘急发痉。症见头痛项强，牙关紧闭，四肢抽搐，面色苍白，角弓反张，舌质淡红，无苔，脉虚弦而弱。当归育阴汤加减治之。

方药：

当归12克　白芍10克　阿胶12克　明天麻10克　双钩藤12克（后入）　生地10克　羚羊角粉3克（分2次冲服）石菖蒲10克　甘草5克

若气血将脱，大汗淋漓，四肢厥逆，目张口开手撒，小便遗裤，脉象微细或浮大而散，乃危恶之候。急用人参30克，炮附子10克，黄芪15克，煎汤急服。

另有验方：

白僵蚕12克（炒）　荆芥穗6克（微炒）　全蝎5克（炒）

以上3味共研细末，用黄酒2盅炖开，温调下。此方简炼，疗效迅速，不可忽视。

【按】急痉一证，无论热毒或血虚所致，均属危重之证，故辨证要精详，处方措施要得力。杂病产后发痉，均与肝风有关，风者多变而善行，因此，图之宜速不宜迟，急慢则偾事。

产后发热

产后阴血骤虚，阳易浮散，腠理不实，营卫不固，而见各种发热。

阴血暴虚阳浮　慎甘温而忌汗

产时失血过多，阴血暴虚，阳无所附，阳浮于外而发热，故薛立斋云："新产妇人，阴血暴之，阳无所附而发热。"症见身有微热，自汗出，不恶寒，面潮红，头晕目眩，耳鸣心悸，舌淡红，苔薄，脉虚大而芤。治宜补气养血清热。

方药：

黄芪12克　党参10克　当归12克　川芎8克　生地10

克　白芍12克　白术12克　茯苓12克　炙鳖甲12克　地骨皮12克　炙甘草5克　大枣3枚（去核）

此方乃八珍、十全之变通，用量可根据患者体质强弱而灵活掌握。若阴虚血亏，午后发烧，口干渴喜冷饮，大便干，加天冬12克，银柴胡10克，知母8克；潮热盗汗加龟板胶10克（烊化，分2次兑服），嫩青蒿10克。

【按】治疗本病，应以调气血、和营卫为主，因产后虚多实少，既不宜过于发表攻里，又不可强调甘温除大热。若以外感和里实辨证施药，以偏概全，损不足而益有余，即犯虚虚实实之戒。新产发热，血虚而阳浮于外者居多，若兼头痛，此是虚阳升腾所致，不可误为冒寒而妄投发汗，以助其焰，惟有潜阳摄纳，则火气平而热自已。如恶露未尽，稍予宣通降泄之剂即可，切不可过于滋腻，反增其壅。感冒者，须辨表虚与表实，投剂宜辛凉或辛温。不可妄施疏散而致过汗亡血。古人有产后三禁之名言，谆谆告诫产后禁汗，临证时慎之。

血瘀发热因虚　退之须用轻剂

产后恶露不下，瘀血停滞，以致气机不利，营卫失调，故致发热。萧慎斋云："败血为病，乃生寒热，本于营卫不通，阴阳乖格之故。"症见新产后恶露不行或恶露少，血色黑黯有块，小腹胀痛拒按，寒热时作，口干不欲饮水，舌质紫，脉弦涩。治以行瘀效捷汤。

方药：

当归10克　川芎8克　泽兰叶10克　红花6克　桃仁5克　柴胡6克　丹参8克　地骨皮10克　炙甘草5克

若腹痛加元胡8克，没药6克（去油）；大便干加火麻仁8克（炒，捣）。

【按】凡产后气血多虚，有瘀血，为因虚而瘀，与平素之瘀血有别，在立法组方上要严、要精，药剂一般不宜过重。慎之哉！

血虚外邪乘入　养血祛风热除

产后气血骤虚，卫外之阳不固，腠理不密，外邪乘虚而入，正邪相争，故令发热。另有分娩时不慎或产后垫纸不洁，以致邪毒侵入而引起发热，亦时有所见。症见产后恶寒发热，头疼身痛，腰背酸楚，口干不欲饮，无汗，舌苔白，脉浮虚。治以养血祛风之剂。

方药：

当归10克　川芎8克　柴胡6克　芥穗5克　防风10克　紫苏叶8克　生姜4片　甘草5克

若头痛甚加白芷5克；发热口渴，脉数，去芥穗、柴胡，加银花、连翘各10克，桑叶10克；如感邪毒加鱼腥草10克；恶露少加粉丹皮8克，炒桃仁6克。

【按】产后感邪发热，多由体虚外邪乘之所致。宜养血为主，若兼气虚酌加参、芪以扶正，如邪毒入营，逆传心包而见昏厥诸症，可参照温热病治之。

产后大便难

产后阴伤便秘　养血润燥生津

产后失血伤津，阴液不足，津少液枯，肠道失于滋润，因而传导不利，大便艰难。薛立斋云："产后大便不通，因去血过多，大肠干燥，或血虚火燥。"症见产后大便数日不解，或大便艰涩难下，但无腹痛征象，面色黄，皮肤不润，饮食如常，舌淡苔薄，脉虚涩。治当养血润燥生津。

方药：

当归15克　麦冬12克　火麻仁15克（炒捣）　肉苁蓉

12克

若脉数口干加清宁片5克；气虚加党参12克。若便秘枯燥，大便艰难，可用秘方灌肠。

方药：

芝麻香油30克　猪胆汁30克　蜂蜜30克　老陈醋30克

将上药入砂锅内煮开，温入灌肠器内，分2次灌肠，片刻燥粪即下矣。

【按】产后便秘宜润燥生津为大法。古人有产后三禁，产后禁下之嘱宜铭记。误下之而泻下不止，酿成坏病则难救矣。

产 后 泄 泻

产后虚寒泄泻　温中健脾止泻

产后肠胃虚弱，易为寒邪所伤，恣食生冷而泄泻作。症见洞泄肠鸣，腹痛阵作，完谷不化，饮食少食，疲乏倦怠，舌苔薄白，脉沉缓。治用健脾止泻良方。

方药：

白术12克　茯苓12克　砂仁3克　炒白扁豆12克（捣）生山药15克　炙甘草5克　大枣3枚　生姜4片

若泄泻无度加肉豆蔻10克（面煨）；腹痛加广木香3克；呕吐加陈皮8克，半夏8克（姜水炒）；如产后3日内完谷不化，食未消者，用加减生化汤；如水泻加泽泻8克，车前子10克（布包）。

【按】凡产后泄泻，虚寒者多，实证者少，或虽有实象亦虚中夹实。用药宜温不宜寒，采用淡渗之品最佳，因虚为主，故大寒大热所当忌用。详辨因于停滞或过食伤胃，酌情加减自无不效。

产后小便频数与失禁

此病盖与肺肾二脏有关。肾司二便,与膀胱相表里,膀胱所藏津液,得肾之气化方能出矣。肺主周身之气,通调水道,下输膀胱,二脏有损,即见小便频数或失禁。亦有产时外伤所致者。

气虚便频　补中气以缩脬

产妇素日体弱,肺气不足,因产后耗损气血,复虚其虚,上虚则下不制矣。症见小便频数或失禁,气短不续,少气不足语,四肢乏力,倦怠疲惫,舌质淡,苔少,脉细弱无力。治以加减补中益气汤。

方药:

黄芪 12 克　党参 12 克　白术 12 克　当归 12 克　陈皮 8 克　升麻 3 克　柴胡 3 克　桑螵蛸 10 克　川断 12 克　炙甘草 5 克

若小便频数而牵痛加竹叶 5 克,将炙甘草改用甘草梢;腰酸困加杜仲 10 克(炒断丝)。

另有治小便失验方:

益智仁 12 克　桑螵蛸 12 克　川断 12 克

水煎服。

【按】产后小便频数,多属虚证。而泌尿系感染出现热象者亦有之,以小便灼热、尿道疼痛别之。

肾弱尿遗　唯温煦以固摄

元气不足,产后复伤气血,以致肾气不固,不能约束膀胱,而见产后小便频数,量多,色清,或小便自遗,夜间更甚,面色黑黯,四肢畏冷,腰酸腿软,舌质淡,苔润滑,脉沉而迟。益肾固摄汤治之。

方药：

熟地 10 克（砂仁水炒）　山萸肉 10 克　桑螵蛸 12 克
覆盆子 12 克　破故纸 10 克（炒）　菟丝子 10 克　黄毛鹿茸
0.6 克（研细末，分 2 次冲服）　益智仁 12 克

若四肢厥冷甚者加炮附子 5 克；腰痛困如折加川断 12 克，
杜仲 10 克（炒断丝）；如汗出加黄芪 10 克，生牡蛎 12 克。

【按】肾为元阴元阳之宅，命门火衰即不能温化膀胱，气
化减弱而见此症。鹿茸为温肾阳散寒冷之品，用于肾气不固之
尿频、遗尿甚妙，但以丸剂或冲剂服用为妥。

外伤脬损　生绢丝以补漏

朱丹溪谓："有收生不谨，损破产妇尿脬，致病淋漓。"
可见临产接生不慎，或难产手术后，损伤膀胱，而见小便淋漓
不断，或有血尿，舌苔正常，脉缓。黄芪当归散治之。

方药：

黄芪 12 克　当归 10 克　人参 6 克　白术 12 克　白芍 10
克　炙甘草 5 克　猪尿脬 1 个（剪成小块入药煎）　生姜 4 片
大枣 3 枚

若兼小腹疼痛，可用补脬饮加减，方载《女科准绳》。

方药：

生丝绢黄色者 1 尺（以炭灰汁煮极烂）　白牡丹根皮
白及各 3 克　益智仁 8 克

以上用水 1 碗，煎至绢烂，加饴糖服之。

【按】外伤脬损小便频数失禁者，治之棘手，宜缓缓图
之，取速效维艰。药纳猪尿脬者，取同气相求之意。生绢丝为
补膀胱要药，主治产后脬损。

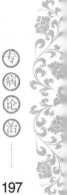

产后小便不通

气化不及州都而膀胱不利，厥少失宜，气滞膀胱，水道不通，即致产后尿闭，小腹胀急疼痛，甚或坐卧不安。

气虚膀胱窒塞　固气通脬开泰

素体虚弱，产时劳力伤气或失血过多，气随血耗，而致脾肺俱虚。症见产后小便不通，小腹憋胀，精神萎靡，少气懒言，气短不足语，舌质淡，苔薄，脉虚弱无力。固气通脬煎治之。

方药：

黄芪 10 克　党参 10 克　茯苓 10 克　麦冬 8 克　白术 10克　通草 10 克　车前子 8 克（布包）　炙甘草 5 克

若产后出汗多阳气被伤，烦渴咽干，小便不利，将党参改为西洋参 6 克，加生地 10 克，以敛阴生津止汗；葛根 8 克，以升清阳之气。

【按】产后气虚尿闭，应补气为主，通便次之。肺有通调水道之功能，滋肺阴生津液亦很重要。产后伤气伤血、亡津伤阳者多见，固虚是当务之急，勿犯虚虚之戒。

肾虚阳不化水　化裁唯宗八味

元气素不足，复因分娩损伤肾气，以致肾阳不足，不能温阳化水。症见产后小便不通，小腹胀满而痛，腰膝酸困，坐卧不宁，精神疲倦，面色晦暗，舌质淡，苔薄而白，脉沉弱无力。金匮肾气丸加减。

方药：

熟地 10 克（砂仁水炒）　山萸肉 10 克　茯苓 10 克　生山药 8 克　粉丹皮 8 克　泽泻 10 克　炮附子 6 克　紫油桂 6

克（研细末，分2次冲服）　车前子6克（另包）

若腰酸困加枸杞10克，川杜仲10克（炒断丝）；小腹痛加乌药8克。

【按】方中熟地腻，山萸、山药滋，丹皮破，茯苓渗，泽泻利，且丹皮既可防山萸之敛，又能抑制桂附之辛燥。该方组织严密，六味之中互相制约，为滋阴益肾之良方。后人以金匮肾气为宗祖，推陈出新，加味化裁，衍化诸多方剂，堪为医界同仁尊崇。

气滞升降失调　台麝食盐艾灸

产后情志不畅，或恚怒伤肝，气机阻滞，清浊不循常道，升降失常，膀胱为之不利，而见产后小便不通，小腹胀痛，精神抑郁，或两胁胀痛，烦躁不安，舌苔正常，脉沉弦有紧象。治以疏肝理气，佐以利尿。

方药：

木通10克　滑石粉10克　冬葵子10克　白芍10克　广木香3克　枳壳8克　甘草梢5克

若小便牵痛加竹叶8克。

外治法：炒食盐一撮，加台麝香0.5克，填脐中，外用葱白10根作一束，切如1.5厘米长，置盐脐上，以艾灸脐，觉热气入腹难忍为止，小便即通。注：热结之证不宜用。

【按】产后气滞尿闭，疏肝理气之品用量不宜过大，而利尿药多用淡渗为宜，轻可去实也。苦寒之味，尤当慎用。

产后缺乳

产后乳汁甚少或全无，多由身体虚弱，气血化源不足，或肝郁所致。本病不仅见于产后气血虚弱之妇，哺乳期妇女亦可出现。

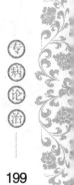

产后乳稀乳软　用药食疗均堪

《妇人规》云："妇人乳汁乃冲任气血所化，故下则为经，上则为乳，若产后乳迟乳少，由气血不足，而犹或无乳者，其为冲任血弱无疑也。"化源不足或失血过多，产后乳汁即少或不行，乳房软而不痛，面色白，饮食少思，大便稀溏，舌淡无苔，脉虚而无力。益气下乳汤治之。

方药：

黄芪12克　党参12克　当归12克　川芎8克　通草15克　瓜蒌12克　桔梗10克

若腰背困加鹿角霜10克。

又，七孔猪蹄3个。将猪蹄放砂锅内炖熟，每次吃猪蹄1个，喝汤3勺。此方补血通乳尚好。如偏僻地区服药不便，单用猪蹄汤服之亦效。

另有验方：

益气下乳汤：治产后身体虚弱，乳汁少。

当归15克　箭黄芪15克　山甲珠9克　炒王不留行12克　通草9克　木通6克　漏芦9克　陈皮6克　升麻6克　甘草6克

水煎黄酒30克，炖开兑药，临卧温服。

患者段某，女，25岁，工人。

分娩后乳汁缺少，不能供给婴儿所需，乳房绵软不胀，神疲体倦，头晕心悸，面色㿠白，舌淡，脉虚细。拟补气养血通乳之剂。

处方：

黄芪15克　党参10克　当归15克　川芎9克　炒王不留行15克　漏芦12克　瓜蒌25克　山甲珠10克　通草15克　黑芝麻15克　木通9克

与猪蹄炖服，服3剂乳汁增多矣。

【按】 产后乳汁稀淡，乳汁少者，乃气血不足之候。本方黄芪量可加大。除服补益气血之剂外，食物营养十分必要，尚可服鸡汤、羊肉汤、白山药之类以促进乳汁分泌。用药方面防止用戕伐之品，是为经验所在。

肝郁经脉涩滞　师传秘方甚宜

产后情志抑郁，气机不畅，经脉涩滞，阻碍乳汁下行。故《儒门事亲》有言："或因啼哭悲怒郁结，以致乳脉不行。"症见产后乳少，乳房胀痛，精神抑郁，胸胁不舒，胃脘胀满，饮食少思，舌质正常，苔薄黄，脉弦。治以师传下乳秘方。

方药：

当归12克　白芍10克　瓜蒌20克　通草15克　王不留行12克（炒）　漏芦12克　山甲珠10克　青皮10克　白芷8克　川芎6克　甘草5克

若大便秘结或干将瓜蒌量加大；气短汗出加黄芪12克。

另有验方：

（1）涌泉散：治因怒气郁，乳汁忽然短少。

黄芪9克　当归9克　炒王不留行15克　鹿角霜9克　瓜蒌12克　通草9克　黑芝麻9克　漏芦12克　山甲珠12克

水煎服，早晚各1次。

（2）下乳验方：治产后乳汁少。

王不留行15克（炒）　瞿麦12克　通草15克　麦冬12克　炮甲珠12克　当归12克　漏芦12克

水煎服。此方对产妇体质尚好偏有虚火者，屡用屡效。

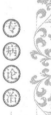

产后乳汁自出

气血两虚，阳明胃气不固，或肝经怒火上冲，乳胀，乳汁不经婴儿吸吮自然涌出，甚至终日点滴。

阳明胃气不固　必资十全大补

夫乳汁为气血所化，乳房又属阳明，产后气血虚弱，胃虚不能摄纳，因而乳汁随化随出，量少而清稀，乳房无胀痛之感，面色苍白，皮肤不润，疲惫倦怠，心悸气短，舌质淡，无苔，脉细弱。用十全大补汤加减。

方药：

黄芪12克　党参12克　白术10克　茯苓12克　当归12克　白芍10克　熟地8克　五味子6克　芡实9克　鹿角胶8克（冲服）　甘草5克

肝经疏泄太过　疏解自可回复

乳头为肝经所司，大怒伤肝，肝火亢盛，疏泄太过，乳得热则妄行。症见产后乳汁自出，情志抑郁，急躁易怒，乳房胀痛，甚则心烦少寐，大便秘结，小溲黄赤，舌质红，苔黄，脉弦数。疏肝煎主之。

方药：

当归12克　白芍12克　粉丹皮10克　香附10克　白术12克　茯苓10克　柴胡8克　蒲公英15克　焦栀子8克　甘草5克

另有验方：

麦芽煎：产后不欲哺乳者，用之可以回乳。

炒麦芽30克

水煎，代茶饮。

【按】产后乳汁少常见，乳汁自出证较少，临证组方要布局合理，处方用量之多寡、君臣佐使之安排十分重要，差之毫厘，谬以千里。治病易，而诊病实难矣。

产后血崩

中虚产后血崩　参芪急救回阳

中气素虚，妊后劳伤，或产后尚未逾月，气血未复，房帏不慎，损伤冲任，顷刻之间，血崩不止，眩晕，头汗淋漓，不省人事，甚则四肢冷，舌质淡，苔白，脉微细。治以参芪急救汤。

方药：

黄芪30克　人参20克

水煎徐徐灌之。若四肢厥冷，乃亡阳之危证，加炮附子10克，炮干姜6克。

【按】治血先治气，若用止血炭类则误事矣，待气复汗止阳回，再议气血兼补之剂。血崩山倒，命在顷刻之间，必须见真胆雄，方可夺命。垂危之际，用独参汤宜速不宜迟，庶可救危解困。患者神识昏迷之时，急令人扶住半靠，切切不可放倒，急予参附回阳，以救万一。

产后损伤子宫

子宫产伤腹痛　益气活血解毒

产时接生不慎，损伤产门，产后小腹时痛，小便时有脓血，淋漓不止，舌质淡，苔薄白，脉虚。加减完胞汤治之。

方药：

当归10克　川芎8克　黄芪12克　炒桃仁12粒（去皮捣）　红花6克　乳香珠10克（去油）　明没药10克（去油）　益母草12克　三七参5克（研细末，分2次冲服）

白及 10 克

用猪胞 1 个先煎汤，取汤煎药，空心服。

如脓多加银花 10 克。

【按】证系外伤所致，益气活血解毒治之，然阴道疾病易感染，应从速调治，如拖延日久，外伤不易愈合。

产后痢疾

产后赤白痢疾　消滞理气和中

产后气血虚弱，若饮食不节或为生冷所遏，或因行起太早，风寒乘虚入于肠胃，水谷不化，变成痢疾。若寒则色白，多黏液，或如鱼脑；热则为赤，为纯血，名曰赤痢。又谓之产子痢。症见下痢赤白，里急后重，腹痛下坠，舌苔腻，脉滑数，寒多脉见紧象。治以导滞煎。

方药：

当归 10 克　白芍 12 克　焦山楂 10 克　广木香 5 克　槟榔 8 克　地榆炭 10 克　陈皮 10 克　枳壳 8 克

若白痢加葛根 10 克；饮食少思加莱菔子 8 克（炒）；后重加川朴 8 克；如见血痢加黄连炭 3 克。

【按】本病多由饮食不节所致，痢而不利，名曰滞下，治宜消滞理气和中为主。痢无补法，痢止药停。戕伐之品，在所宜忌。

产后中风

产后体虚中风　补虚疏风通络

产后气血暴脱，百骸少血濡养，风邪乘虚入之，客于经络，而忽然牙紧口噤，手足抽搐，肌肉瞤动，渐至腰脊强直，神昏恍惚，舌质淡，苔白，脉浮虚。当补气养血、疏风通络治之。

方药：

黄芪12克　当归10克　川芎6克　秦艽10克　明天麻8克　双钩藤10克（后入）　甘草5克

若不省人事，先用通关散取嚏，尔后服药（古云有嚏者生，无嚏者不治）。痰多加天竺黄8克，橘红10克；如见虚脱，手撒遗尿之危候，可先用人参炖服灌之，益气以救血脱；抽搐拘急加炒全蝎3克。

【按】产后中风，乃气血大虚风邪侵入所致，当以补虚为主，风胜、痰多须酌情加减。用药宜轻，芩连苦寒之品禁用，汗法不可轻用，非用不可，微汗即停，免致耗津伤气。

另有验方：

（1）治产后中风，牙关紧闭，不省人事，口吐涎沫，手足瘛疭。

当归20克　荆芥穗18克　全蝎12克　蜈蚣5克

上药共为细末，水1杯，黄酒半盏，煎至1杯，每服6克，用水酒汤灌之。

（2）产后急救丹（家传验方）：治产后多种病症，调引送下。

京墨30克　飞罗面6克（即磨房墙上所飞之面）　明天麻10克　百草霜10克　赤金箔5张

共为细末，炼蜜为丸，做成40丸。每服2丸。如伤风流涕，薄荷、防风汤送下；咳嗽吐痰，桔梗、橘红汤送下；抽搐天吊，全蝎、钩藤汤送下；大便稀溏，白术、生山药汤送下；大便秘结，当归、火麻仁汤送下；头痛，川芎、白芷、生姜汤送下；恶露少，红花、桃仁汤送下；儿枕痛，五灵脂（炒烟尽）、炒蒲黄汤送下；浑身痛，桑枝、丝瓜络汤送下；怔忡不寐，枣仁、远志、茯神汤送下。

上系家传效方，数十年来屡用屡效。

产后惊悸

产后惊悸不安　益气养心安神

产后心血不足，心气亦虚，恐惧忧愁益甚，心神失守，心悸不安，若惕然震动，心中跳动，夜寐不宁或梦多，语言失常，神志不清，舌苔白，脉虚无力。益气养心汤主之。

方药：

炙黄芪 12 克　党参 10 克　当归 12 克　白芍 10 克　龙眼肉 12 克　炒枣仁 12 克（捣）　茯神 12 克　五味子 8 克　竹叶 8 克　老山琥珀 5 克（研细末，分 2 次用白水冲服）

若神志昏愦者，加石菖蒲 10 克；恍惚怔忡加远志 10 克，龙齿 10 克。

产后蓐劳

产蓐劳热　麦味四君主之

产后气血虚弱，失于营养而风冷客之，冷传于气血，肌肤失煦，致人虚乏劳倦。症见产后羸弱，乍卧乍起头晕，咳嗽，日晡潮热，盗汗困倦，面色萎黄，日渐消瘦，饮食不化，舌质淡，苔白，脉浮大无力。治以麦味四君子汤加减。

方药：

党参 12 克　白术 10 克　茯苓 10 克　炙甘草 6 克　麦冬 10 克　五味子 8 克　当归 10 克　白芍 10 克

若气短加黄芪 10 克；咳嗽吐痰加桔梗 10 克，橘红 10 克；饮食少思加佛手 10 克，鸡内金 8 克；日晡潮热加炙鳖甲 12

克；盗汗加浮小麦 10 克（炒），麻黄根 10 克。

【按】此系产后劳热之证，由气血大虚失于调摄而致，应徐徐调之，不可操之过急。大攻大补、大寒大热之剂均在禁忌之列，稍有不慎即变症迭出，预后不良。

产 后 腰 痛

产后受寒腰痛　补虚温肾散寒

腰为肾之府，产后劳伤肾气，胞络受损，而风寒乘之。症见腰痛不能转侧，四肢沉重，步履艰难，舌苔正常，脉沉紧。治宜补气养血，温肾散寒。

方药：

黄芪 12 克　党参 10 克　白术 10 克　茯苓 10 克　当归 10 克　川芎 8 克　熟地 12 克（砂仁水炒）　白芍 10 克　杜仲 10 克　炮附子 8 克　紫油桂 6 克（研细末，分 2 次冲服）

若腿酸足软，行动不便，加川牛膝 10 克，桑寄生 10 克，川断 10 克。

另有验方：

酒糟 2 斤，用锅炒热，装口袋内，勿使热气外泄，睡眠之前熨局部。翌日复炒热熨之。若干燥可加酒拌匀。每夕用之，数次即效矣。

产 后 汗 出

产后自汗盗汗　扶阳益阴敛汗

产后阴血被伤，阴虚而阳乘之，阳气独发于外，故令汗出，而阳气虚弱不复者，则汗出不止，即出现虚脱，而为亡阳脱汗。症见产后自汗盗汗，遇风则手足瘛疭，甚则汗多亡阳，手足俱冷，舌体胖大，苔白，脉虚大无力。扶阳止汗汤治之。

方药：

黄芪12克　党参10克　炮附子6克　白术12克　茯苓10克　当归10克　白芍12克　麻黄根10克　炙甘草5克

若四肢厥冷，将炮附子量加大，另加炮干姜8克。

若阴虚盗汗，睡眠汗出湿被，醒来即收，脉细而数，治以敛汗煎。

方药：

当归12克　白芍12克　炒浮小麦15克　生牡蛎12克生龙骨10克　生地8克　麻黄根10克　五味子8克　人参6克　炙甘草5克　大枣3个

【按】汗者心之液，产后多伤气血，虚候为本，汗出津液更伤，致使虚之又虚，引起发痉，甚至元阳虚脱。此证不可忽视，一旦失治，危笃立现。需谨慎诊治。

另有验方：

（1）平喘理肺散：治产后感受寒邪，气促而喘。

人参5克　麦冬10克　白果仁10克（捣）　白术10克紫油桂5克（研细末，分2次冲服）

（2）破棺散：治产后败血冲心，头晕胸满气喘。

血竭20克　藏红花20克　明没药20克（去油）

上药共研细末，每服6克，好酒半大盏，煎1沸，兑童便1盅，温酒调下。方进1剂即轻，良久再服，其恶血即循经而下，更不上冲。此属危恶之证，治之宜速，缓则不济矣。

妇人杂症

凡不孕、癥瘕、脏躁、子宫脱垂、阴痒等证，概属此例，病由起居失宜，情志失和，津亏液少，气血虚弱所致。

不　孕

不孕有先天不足者，古谓"五不女"，乃螺、纹、鼓、角、脉也。今世观之，除"脉"一种外，余皆非药物所能解决。后天之不足者，由肾气不足，冲任气血失调，不能摄精受孕，抑或男子精子死亡率高、精子少、无精子，均可致不孕。

肾虚婚久不孕　温煦调补冲任

素禀不足或房劳，损伤肾阳，冲任失于温煦，胞脉失养，不能摄精。多见月经前后无定期，量少，血色晦暗，精神疲惫，腰膝酸软，小便清长，苔白而润，脉沉弱无力。治以益肾养血汤。

方药：

熟地12克　当归12克　茯苓12克　菟丝子12克　白芍12克　淫羊藿10克　杜仲10克　川芎8克　川断12克　白术12克　鹿茸0.5克（研细末，分2次冲服）　紫河车0.6克（研细末，分2次冲服）　炙甘草5克

若腰痛如折，小腹冷，小便频或不禁者，加巴戟肉12克，枸杞12克；经期延长，小腹有冷感，不时作痛者，为宫寒，加艾叶10克，吴茱萸5克，紫油桂5克，炮附子5克；腹痛加香附10克。

血少无以摄精　气充血旺能妊

素禀阴血不足，或失血伤津，致冲任宫虚。《格致余论》云："阳精之施也，阴血能摄之，精成其子，血成其胞，胎孕乃成。今妇人无子，率由血少不足摄精也。"又有血虚火旺，内热血枯不能凝精成胎者。症见月经量少色淡，月经后期，面

专病论治

色萎黄，形体衰弱，神疲倦怠，头晕目眩，舌质淡，苔薄，脉浮虚无力。治以益气养血汤。

方药：

炙黄芪12克　当归12克　熟地12克　白芍12克　川芎8克　山萸肉10克（蒸熟）

若头晕唇红，咽干口苦，月经先期，加粉丹皮8克，地骨皮10克，菊花10克，薄荷8克。

阴虚火旺者，治以滋阴养血清热。

方药：

生地10克　当归12克　白芍12克　粉丹皮8克　焦栀子8克　川郁金10克　龟板胶10克　阿胶12克

痰壅脂满胞寒　燥湿减食锻炼

体质肥胖，或贪食生冷，或过食膏粱，痰湿内生，脂满胞寒，久婚不孕，面色㿠白，白带多而黏稠，舌苔白腻，脉沉滑。胜湿化痰煎治之。

方药：

姜半夏10克　茅苍术10克　橘红12克　茯苓12克　香附10克（童便浸炒）　炒神曲10克　白术12克　川芎6克　炙甘草5克

若经色淡加黄芪12克；腰酸困加川断12克；血色红量多去川芎，加杜仲炭8克以强肾止血；心悸加远志10克以祛痰宁心。

【按】此证肥胖之人居多，采用燥湿化痰之品，非短期所能奏效。宜加强锻炼，忌食肥甘，以配合治疗。

肝郁不孕　疏肝解郁

情志不畅，肝之疏泄失常，气血不和，冲任不相资而久婚不孕，月经衍期量少，经色黑，微腹痛腰酸，经前乳房胀痛，闷闷不乐，少言寡语，舌质红苔腻，脉搏沉弦。治宜疏肝解郁，养血补脾。

方药：

当归 12 克（酒炒）　白芍 12 克（酒炒）　白术 12 克
粉丹皮 10 克　香附 10 克（酒炒）　青皮 10 克　郁金 10 克
茯苓 12 克

若气逆上冲加瓜蒌 15 克，枳壳 10 克；小腹胀痛加广木香
5 克，台乌药 10 克；下元寒冷加吴茱萸 5 克。

癥　瘕

妇人小腹有结块，或满、或胀、或痛，谓之"癥瘕"。多
由脏腑气机阻滞，瘀血内停，气聚为瘕，血结成癥。

血瘀癥瘕　化瘀软坚

多由产后胞脉空虚，或经期血室正开，风寒乘虚侵袭，凝
滞气血，或暴怒伤肝，气逆血留，或经期、新产房室所伤，或
忧思伤脾，均使瘀血留滞，渐积成瘕。症见积块坚牢，固定不
移，疼痛拒按，月经衍期，口干不欲饮水，舌边红，苔厚而
干，脉沉涩。治以通阳软坚汤。

方药：

当归 12 克　赤芍 10 克　桂枝 6 克　红花 8 克　桃仁 8 克
粉丹皮 10 克

腹痛甚加元胡 10 克，没药 10 克；如体质未衰，可酌加三
棱 8 克，莪术 10 克；小腹冷加吴茱萸 6 克，炮附子 6 克。

气滞癥瘕　行气导滞

七情所伤，肝气郁滞，气血运行不畅，聚而成瘕。症见积
块不坚，按之可移，时聚时散，或上或下，时感疼痛，无有定
处，精神抑郁，舌润苔薄，脉沉弦。行气导滞为治。

方药：

乌药 8 克　郁金 8 克　砂仁 3 克　广木香 6 克　元胡 8 克
制香附 9 克　炙甘草 5 克

如寒甚加炮附子 3 克，桂心 3 克。

另有验方：

活血软坚丸：治癥瘕积块，经水时下，量多有黑血块
（西医诊为子宫肌瘤）。

当归 30 克　川芎 20 克　赤芍 20 克　红花 30 克　桃仁 25
克　蓬莪术 20 克　三棱 20 克　制香附 25 克　元胡 25 克　五灵
脂 20 克　川军 30 克　紫油桂 20 克　苏木 18 克　炙鳖甲 30 克

上药共为细末，炼蜜为丸，每丸重 6 克。每服 2 丸，白水
送下。

脏　躁

妇人脏躁　宜甘润滋养

内伤七情或久病伤阴，产后失血，不能濡养五脏，心脾受
损，五志之火时动，动必关心，久必及肾。症见精神不振，情
绪易于波动，悲伤欲哭，频作呵欠，心烦意乱，睡眠不安，舌
质淡或嫩红，脉细弱或弦数。治以加味甘麦大枣汤。

方药：

甘草 10 克　小麦 50 克　大枣 6 枚　远志 10 克　朱茯神
12 克　生地 12 克

心烦加竹茹 10 克；易怒加白芍 12 克；夜寐不宁加炒枣仁
15 克；口干渴加麦冬 12 克，天冬 12 克；大便秘结加黑芝麻
12 克，肉苁蓉 12 克。

【按】本病不称"烦"而称"躁"，不用清火而用甘润滋养，
不宜峻补、妄攻，虽有虚火却不可苦降，只取甘缓之味可也。

阴　痒

脾湿肝热阴痒　燥湿清肝止痒

脾虚湿盛，郁久化热，湿热蕴结，注于下焦，因之感染病虫，虫蚀而作痒。《妇人大全良方》云："妇人阴痒，缘虚而虫蚀阴中，微则作痒，甚者为痛也。"有肝郁生热、郁热下注致令阴痒者。症见阴内或外阴部瘙痒，甚则疼痛，不时流黄水，心烦意乱，夜寐不宁，口苦，胃脘痞闷，白带量多，色淡黄，舌苔黄腻，脉弦滑而数。渗湿止痒汤治之。

方药：

茅苍术 12 克（米泔水炒）　赤苓 12 克　川萆薢 15 克
白鲜皮 12 克　黄柏 6 克（炒）　薏苡仁 12 克　百部 8 克　泽泻 10 克　滑石粉 12 克　地肤子 12 克　甘草梢 6 克

若小便黄赤加木通 10 克，竹叶 8 克；黄带加芡实 12 克。

肝郁湿热下注，症见阴道内瘙痒不堪，心烦易怒，大便秘结，小便黄赤，口干苦欲饮水，舌质红，苔薄黄，脉弦而数。龙胆泻肝汤加减。

方药：

龙胆草 10 克　条黄芩 10 克　栀子 8 克　生地 10 克　知母 10 克　泽泻 10 克　瞿麦 12 克　木通 10 克　车前子 12 克当归 12 克　甘草梢 8 克

如小便黄赤，尿道灼热、刺痛，加黄柏 8 克，竹叶 10 克。

另有验方：

（1）外用止痒奇方：主治阴痒。

百部 18 克　蛇床子 18 克　川椒 15 克　地肤子 15 克　白矾 8 克

将药煎妥后坐盆上先熏，待冷热适宜，用消毒棉花蘸药水洗，1剂可洗数次，水少再加。

（2）坐药杀虫方：主治虫蚀阴痒。

雄鸡肝1具，每次取肝1叶，用刀从肝叶根部扁剖如囊状，中纳冰片末少许，外用针刺许多小孔，纳入阴道内，令患者侧卧，两腿叠紧。约一二小时后取出，另换1叶。连用3天，虫尽自愈。先用药熏洗，后用此法更效。

子 宫 脱 垂

气虚不足，中气下陷，或劳力过度，以及便秘努责，胞络失于固摄而致。轻者坠物于阴道中，甚者部分露出，重者完全脱出，状如鸡冠者，即古之癥疝类也。

脱为中气下陷　升提复用温煦

元气不足或产后劳动早，或分娩努力过度，中气下陷无力系胞，而见阴道中有物坠出，如鹅卵大，小腹下坠，精神疲乏倦怠，气短心悸，小便频数，带下较多，舌质淡，苔薄，脉浮大而虚。加减补中益气汤主之。

方药：

黄芪15克　人参6克　白术12克　陈皮10克　当归12克　升麻3克　紫河车1.5克　大枣3枚　鹿角胶10克　焦艾叶6克　生姜4片　炙甘草5克

若兼血虚者加熟地12克；腰膝酸困加川断12克，炒杜仲10克，桑寄生12克，狗脊10克（去毛）；白带多而清稀加生山药18克，生牡蛎12克；如子宫脱垂，因摩擦损伤而红肿溃烂，黄水淋漓，阴门肿痛，发热口渴，小便红赤，加黄柏6克，竹叶10克，车前子12克（布包），以清热利湿。

外用方药：

硼砂5克　元明粉3克　黄连3克　冰片2克

共研细末，先用消毒棉蘸水洗净后外敷药末，以黄水止为度。

肾虚带脉失约　益肾温阳莫缺

多胎生育或房劳所伤，肾伤八脉皆虚，而带脉失约，阴中有物脱出，小腹下坠，阴道不适，小便频数，头晕耳鸣，舌质淡红，脉细而弱。治以益肾养血，温阳益气。

方药：

熟地12克　山萸肉12克　生山药10克　炒杜仲10克当归12克　人参6克　紫河车粉6克（另包，分2次冲服）鹿角胶10克（后入）　黄芪12克　升麻5克　菟丝子12克枸杞12克　炙甘草5克

若便溏肢冷，命门火衰，酌加附子6克（炮），紫油桂5克（研细末，分2次冲服）；脾虚食欲不振加佛手12克，陈皮10克，鸡内金8克，以健脾醒胃。

外用方药：

枳壳100克

煎水，乘热先熏后洗，每日2～3次，1剂药可洗2～3天，水少再添。

另有验方：

（1）乌榴汤：适用于子宫脱垂。

乌梅肉100克　石榴皮60克

上药煎水，乘热先熏后洗，每日2～3次，1剂药可洗2～3天，少水再添。

（2）加减蛇床子汤：适用于子宫脱垂有湿热之象者。

雄黄10克（研细末）　苦参12克　蛇床子30克　枯矾8克（研末）　黄连6克　黄柏8克　白芷10克　银花15克甘草10克

煎水，乘热先熏后洗，不拘次数。

蛇　缠　丹

热毒内蕴　凉血解毒

患者崔某，男，26岁，服务员。

体质素壮，未曾患病，时在夏月，突然恶寒发热，头晕口干，腰部出现一条红肿带如索如蛇，灼热疼痛，痛不可忍，心烦不宁，颜面色红，大便干，小便赤，舌苔黄腻而厚，舌尖赤，脉洪大而数。证属热毒内蕴，发为腰丹。治以清热泻火，凉血解毒。

处方：

银花30克　连翘15克　侧柏叶10克　蒲公英15克　粉丹皮10克　川黄柏8克　川黄连6克　栀子10克　炒牛蒡子12克大青叶10克　生地12克　赤芍10克　川军10克　甘草6克

方以银翘清热解毒；侧柏叶性寒，清热凉血，善治火毒；生地、丹皮、赤芍散血热而凉血；三黄、栀子泻三焦之阳毒，使热毒从大肠而下；蒲公英清热解毒，消肿散结；大青叶苦寒，为清热凉血解毒要药，对时疫、丹毒有卓效；牛蒡子主热毒壅闭之疮痈肿毒；甘草和诸药而解百毒。

外敷药处方：

雄黄6克　青黛1.5克　川黄柏6克　川黄连6克　侧柏叶6克　冰片8克

共研细末，用鸡蛋清调匀，涂擦患处，用绷带包扎，一日一换，换药时将患处洗净消毒。

二诊：恶寒已止，仍周身灼热，疼痛难忍，大便下燥屎2次，腰部三分之二被红肿缠绕，灼热心烦，脉洪大而数。再继服清热解毒之剂。

处方：

银花 30 克　连翘 18 克　蒲公英 15 克　板蓝根 12 克　大青叶 12 克　生地 12 克　赤芍 10 克　菊花 12 克　丹皮 10 克　栀子 10 克　侧柏叶 12 克　甘草 6 克

又以莴苣 90 克，捣烂如泥，外敷患处。

三诊：发热减轻，灼热痒痛好转，大便通畅，心烦面赤已愈，黄苔已退，脉数略有力。继服清热解毒之剂。

处方：

银花 25 克　连翘 15 克　生地 10 克　丹皮 10 克　侧柏叶 12 克　大青叶 12 克　蒲公英 15 克　赤芍 10 克　川黄连 5 克　菊花 12 克　甘草 6 克　黄柏 6 克

四诊：外敷药 3 次，依上方服 4 剂，肿消毒解，诸症基本消失。再进清热解毒轻剂，以巩固疗效。

【按】蛇缠丹一证，乃丹毒缠腰而生也，为毒邪之症，变化迅速，若匝腰则死，伤人者有之，不可忽视，治疗要及时，措施要得力。本例由热毒蕴于血分，故恶寒发热；火毒上扰，则头晕，颜面色红，口干；阳毒流窜迅速，故患处灼热、红肿、疼痛难忍。心烦不宁、舌尖赤为心热之象；脉洪大而数、舌苔黄为火毒热盛之征。此病所用之方为许老之经验方，名曰清血败毒汤，治疗本病多效。许老在临床曾用菊花半斤煎服，收效亦甚捷。外敷之方乃许老之秘方也，屡用屡验，以前用香油调敷，后改用蛋清调敷，恐油污染衣也，然疗效更佳。

口　疮

伏火熏蒸　清热解毒

患者申某，女，3 岁。

口舌生疮 10 天，沥烂遍及口腔，疼痛难忍，不能进食，便秘尿赤，经口服西药，肌注针剂，仍不见好转，日渐消瘦。证属伏火熏蒸之口疮。治以清热解毒，化腐生肌。

处方：

五倍子3克（炒）　炒黄柏3克　元明粉2克　硼砂3克　冰片1.5克　黄连3克

方以元明粉、冰片、硼砂清热泻火，化腐生肌；五倍子收敛疮口；黄连、黄柏清热泻火，解毒燥湿。

制法：上药共研细末，装瓶中，勿令泄味备用。

用法：若疮在口唇，将药末撒患处，即流涎水，热毒遂并涎而出。日撒3次。若疮在口腔深处接近咽喉，可将药吹患处令流涎，涎水和药咽下无妨。一般口腔溃疡，小儿红白口疮，用之数日即愈。

依法而行，药未用尽，病即痊愈。

另有验方：

（1）柏倍散：治红白口疮。

五倍子6克（炒）　炒黄柏6克　冰片2克

用法：共研细末，撒患处，日数次。

注：用上药后流涎即愈。此系家传秘方。

（2）硼连散：治白口疮。

硼砂3克　川黄连2克　元明粉3克　冰片1.5克

用法：共研细末，撒患处。

（3）口腔百效散：治口腔白斑，即口腔白片坚硬，张口发僵。

硼砂3克　京牛黄1克　玄明粉3克　川黄连3克　川黄柏3克　五倍子5克（炒）　冰片3克

制法：共研细末，装瓷瓶封固备用，勿令泄气。

用法：用药鼓子吹患处，日3次。吹后口中流涎水，咽下无妨。

（4）硼柏散：治口腔溃烂。

炒五倍子 9 克　炒黄柏 9 克　硼砂 9 克　川黄连 6 克　冰片 2 克

制法：共研细末，装入小瓶备用。

用法：撒患处流涎，日数次。

（5）口疮白宝散：治口腔溃烂，缠绵难愈，时好时犯，疼痛张口不便。

京牛黄 1 克　雄黄 1 克　硼砂 3 克　青盐 0.15 克　薄荷霜 2 克　胆矾 0.6 克　川黄柏 2 克　川黄连 2 克　梅花冰片 2 克

制法：共研极细末，装瓶贮藏，勿泄气。

用法：撒患处流涎，日 3 次。

（6）绿袍散：治三焦实火，口唇生疮，赤烂肿痛，唇舌燥裂等。

青黛 10 克　薄荷霜 0.5 克　黄柏 10 克　人中黄 10 克　冰片 3 克

制法：共为细末。

用法：撒患处。

（7）鹅口疮圣药：治鹅口疮溃烂，白斑成片，哺乳啼哭。

雄黄 6 克　硼砂 6 克　川黄连 3 克　梅花冰片 2 克　生甘草 3 克

制法：共研细末。

用法：蜜水调涂或干撒。

疔　疮

火毒疔疮　清热解毒

患者常某，女，青年，化验员。

头面部常生疮，如钉状，局部憋胀疼痛，有时发痒，有脓，脓出即愈，苔黄脉数。证属湿热火毒，郁久成疮。乃由平素喜食辛辣之品，内郁湿热，积久不化，浸淫肌肤而成。治以清热解毒，消散疔疮。

处方：

银花30克　连翘15克　公英15克　地丁15克　野菊花10克　川黄连5克　浙贝10克　生地10克　丹皮9克　赤芍10克　黄芩8克　苦参10克　白鲜皮9克　炒牛蒡子12克　甘草5克

方以银花、连翘、公英、地丁、野菊花清热败毒，散痈消肿；热毒内盛，故加黄芩、黄连清泄热毒；热伤血分，故加生地、丹皮、赤芍凉血解毒；浙贝以清热散结消肿；苦参、白鲜皮、炒牛蒡子清热除湿，祛风止痒；甘草和药性解诸毒。

服药4剂，疖散疮消。嘱少食辛辣之品，以免复发。

暑热脓疱　解毒排脓

患者张某，男，青年，军人。

7天前，头部生一小疙瘩，肿痛，曾服西药，注射针剂，效果不著。现疙瘩红肿，顶部有脓疱，压痛，头晕发热，恶心，周身不适，大便稍干，小便短赤，舌苔白腻，脉滑数。证属素有蕴热，复感暑热。治以清热解毒，泻火散结。

处方：

银花20克　连翘15克　公英15克　地丁15克　黄连6克　黄芩9克　栀子9克　熟军8克　藿香叶12克　菊花10克　白芷8克　花粉12克　山甲珠10克　皂刺9克　乌梢蛇6克　甘草5克

方以银花、连翘清热解毒；公英、地丁清热消肿散结；黄连、黄芩、栀子泻火解毒；大黄清泻热毒于下窍；藿香叶避暑热而止呕恶；菊花清头明目，止眩晕；热甚肉腐，故以白芷、花粉、山甲珠、皂刺、乌梢蛇消肿排脓，解毒化腐；甘草清热解毒，调和药性。

二诊：服上方3剂，脓疱破溃出脓，红肿明显消退，疮口变小，大便通畅，小溲稍黄，脉数有力，发热、头晕、恶心皆好转。继服上方3剂。

三诊：脓尽疮收，可见新鲜肉芽，余无不适。嘱忌食辛辣之物。

阳毒疮疡　凉血泻火

患者赵某，男，26岁，军人。

1980年秋来诊。围脖疮疡，病已有两月之久，曾在部队医院治疗近1个月，注射青霉素、链霉素及输液未获显效，之后又服中药数剂，亦未见好转。颈部红肿起脓疱，灼热疼痛难忍，夜不得眠，大便干，舌苔黄厚，脉洪大而数。证属邪热蕴结，阳毒壅盛。治以清热解毒，凉血泻火。

处方：

银花30克　连翘15克　公英15克　川黄连6克　生地12克　当归12克　紫花地丁15克　丹皮10克　赤芍10克　生栀子8克　蝉蜕10克　炒牛蒡子12克　野菊花12克　黄柏6克　黄芩10克　甘草6克　川大黄10克

方用银花、连翘、公英、地丁、野菊花清热解毒；生地、丹皮、赤芍、当归以凉血清血分之热；三黄苦寒泄热；栀子清三焦之火；蝉蜕、炒牛蒡子清热止痒；大黄荡涤肠胃邪热；甘草泻心火，解药毒。

二诊：依方服3剂，颈部之疮痈疼痛瘙痒已止，大便已畅通。再拟方如下。

处方：

银花25克　连翘15克　川黄连6克　黄柏6克　白鲜皮12克　蒲公英15克　紫花地丁15克　赤芍10克　生地12克　玄参10克　黄芩10克　生栀子8克　花粉12克　丹皮10克

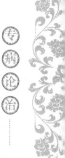

甘草6克

遵上方服3剂，疮痛一扫而光，已获痊愈。嘱其少食辛辣厚味之品，以免复发。

【按】疮痈疖疔为外科常见病，大都由人体内蕴湿热，或嗜食辛辣厚味，再加感受四时不正之气而成。其在局部必有不同的体征及自觉症状，如红肿痒脓等。全身症状则因疮疡之发病情况不同而或有或无，见症不一。疮疡之症，初起局部光滑无头，肿胀，灼热疼痛，日后逐渐扩大，变成高肿坚硬，最后化脓。初起无全身症状，重者可有恶寒发热、头痛泛恶、舌苔黄腻、脉洪数等表现。疖生于皮肤浅表，多由内郁湿热，外感风热暑邪而成，病位以头颈发际、臀部为多。热疖起病迅速，易于治愈，如夹杂湿热则经久难愈。疔则起如粟粒有头，根脚很深，出脓很慢，其毒大势猛，发于颜面者易引起走黄，发于手足者易引起红丝，或腐蚀筋骨。此病最是可畏，治宜从早。

另有验方：

（1）疖疮良方：治头上疖疮如核桃大，坚硬流脓血。

枳壳1个（去瓤）　炸馃子面1块

用法：将炸馃子面做成条，贴在枳壳边上敷患处，即出脓血，数日后即愈。

注：炸馃子面即炸油条和好的面。

（2）连柏解毒汤：治阳毒疖疮，红肿灼热，抓破流黄水，蔓延成片，缠绵难愈。

银花20克　连翘12克　川黄连6克　蒲公英15克　川黄柏6克　皂角刺10克　生甘草6克

服法：水煎服。

注：凡邪热蕴结，阳毒壅盛，局部红肿灼热，瘙痒流水，服数剂即愈。

（3）疮疡止痛锭：治诸毒恶疮，疼痛肿硬，及蝎螫、虫蛇咬伤、夏月毒虫所伤，恶心欲呕，疼痛不止者，涂之立效。

朱砂 10 克　雄黄 6 克　轻粉 1.5 克　枯矾 6 克　寒水石 6 克　乳香　没药　铜绿各 3 克　蜗牛 36 个（去壳）

制法：共研细末，蟾酥 30 克为锭。

用法：用醋水各半研成糊状，涂患处。

（4）疗毒夺命丹：治疗毒痈疽，发背，乳痈，附骨疽，无名肿毒，恶疮脓已成未成皆可服之。

朱砂　雄黄各 18 克　血竭　胆矾　寒水石各 15 克　乳香（去油）　没药（去油）　铜绿各 12 克　蜈蚣 3 条　蜗牛 48 个（去壳）　轻粉（炒）　台麝香各 3 克

制法：共为细末，人乳化和为丸，每丸 6 克。

服法：每服 1 丸，白开水送下。

（5）二虎追毒汤：治一切暴发恶疮及疗毒。

全蝎 3 克（炒）　蜈蚣 3 条　核桃 1 个（剥开去仁）

制法：将前 2 味用手捻碎装核桃内用线缠紧，再用黄土泥包住用文火烧，烧至摇泥丸有响声为度，去泥皮用磁钵研细末。忌用铜铁器。

服法：黄酒 120 克或 150 克煮开冲药末，乘热服下，出透汗就达到救急的目的。

注：此方系急救败毒之效方。

（6）蝌蚪拔毒散：治无名大毒，赤肿灼热，一切火毒温毒，红肿焮痛。

寒水石 60 克　芒硝 60 克　川大黄 60 克

制法：共为细末，用蝌蚪水一大碗入药末内，阴干，再研匀，收瓷罐内。用时以水调涂患处。

注：初夏时，河里有蝌蚪成群，大头长尾者，捞来收罐内，封口，土埋至秋天备用。

（7）坎宫锭子：治热毒肿痛，诸疮，痔疮肿痛。

胡黄连 30 克　京墨 25 克　熊胆 15 克　台麝香 6 克　儿茶 15 克　梅花冰片 10 克　京牛黄 6 克

制法：以上7味为末，用猪胆汁、生姜汁、大黄水浸取汁，酒醋各少许，和诸药成锭。

用法：用凉水磨浓汁，以毛笔蘸药末涂之。

（8）拔干散：治肚脐疮。

煅龙骨2克　枯矾1.5克　冰片1克

制法：共研细末。

用法：香油调敷患处。

（9）金不换锭：治一切无名疔毒，漫肿无头。

血竭10克　镜面朱砂8克　胆矾8克　京墨15克　台麝香3克

制法：共为细末，用凉水调后制成锭阴干。

用法：用凉水、醋各半磨浓汁涂患处即效。

（10）生肌散：治疮疡脓毒已尽，久不生肌长肉。

珍珠3克（人乳浸3日，如夏天须每日换乳，研细末如飞面）　血竭　儿茶各2克　石膏3克（煅）　炉甘石3克（以黄连2克煎水煅淬，研细末水飞尽）　赤石脂3克（煅）　蚕丝（初吐者）2克（陈者煅存性）　冰片2克

制法：各研细末和匀再研，瓷瓶收贮勿令泄气。

用法：每用少许搽患处。

（11）地丁解毒汤：治疗疮初起，周身酸楚，恶寒发热，红丝疔游走。

紫花地丁30克　金银花90克　川大黄10克　川黄连6克　生甘草10克

服法：清水煎，分2次服。

注：疔疮与疖疮不同。疔疮发病迅速，变化多端。上方可日服2剂。如大便秘结加元明粉9克（分2次冲服）。

（12）噙化丸：治疗疮初起，无名肿毒。

镜面辰砂15克　硼砂15克　血竭12克　乳香12克（去油）　雄黄15克　蟾酥12克（人乳浸化）　重楼15克　台

麝香 12 克　冰片 10 克

制法：共研细末，用人乳捣和为丸，如小麦大。

服法：每服 3 丸，含舌下噙化咽下，汗出，肿即消。如无汗出以热酒助之。

（13）止痒散：治一切恶疮，瘙痒难忍。

硫黄 30 克

制法：入铜器内，在灯火上熔化，切忌放灶火及火炉，候冷研细末（以无声为度，如研不细敷之则痛）。

用法：用好陈醋调敷，其痒立止。如溃烂孔内痒极者，用白蜜调敷。

（14）蛇疮止疼雄蜈蚣散：治蛇心疔，手足指（趾）患毒疮，如蛇眼，疼痛难忍，心烦缭乱。

雄蜈蚣 20 克（晒干生研）　雄黄 12 克　冰片 2 克

制法：共研细末，用雄猪胆汁将药拌匀，套在指上立刻止痛。如溃后撒珍珠十宝膏。

注：此疮忌开刀，开刀即翻花，缠绵难愈。灸则痛苦异常。初起用飞龙夺命丹一二服汗之，如不愈，内服仙方活命饮。

痔　疮

肠胃湿热　清热燥湿

患者侯某，女，中年，缝纫工人。

患痔疮数年，时轻时重，重则坐立不安，近日又因出差远行，饮食不当，而致痔疮复发，便秘，疼痛难忍，因来就诊。分析其因，平素多食油腻辛辣之物，复由远行，劳累过度，饮食不周，湿热之邪蕴结肠胃，下及大肠而成痔疮。证属肠胃湿热。治以清热解毒燥湿。

处方：

银花 15 克　槐花 15 克　朴硝 9 克　栀子 9 克　黄连 6 克　甘草 9 克

方以银花、甘草清热解毒；槐花清热凉血以医痔疮；朴硝通大肠而泻火；栀子、黄连清火燥湿。

用法：将诸药煎妥后，再入元明粉，乘热熏洗，若冷，再温之。1 日数次。

本例依法熏洗 1 周，用药 3 剂，病即暂安。

另有验方：

（1）却毒汤：治痔疮红肿疼痛。

马齿苋 15 克　口防风 15 克　枳壳 15 克　生甘草 15 克　川椒 15 克　茅苍术 15 克　芒硝 30 克　白矾 30 克　石榴皮 15 克　五倍子 15 克　焦柏叶 15 克

用法：水煎，先熏后洗。

（2）痔漏洗必灵：治漏疮疼痛流血，不能坐。

番打马 15 克　瓦松 15 克　朴硝 30 克　金银花 15 克　翻白草 15 克　蛤蟆草 15 克

用法：水煎，先熏后洗。一剂药可重复使用数次，每次洗时再将药热好（如水少可再添水）。

注：初起新痔，用之辄效；如系久痔有瘘管者，用之只能减轻症状，不如新痔疗效好。

（3）胎元七味丸：治痔漏不论远年近日，脓血者，服之有效。

男孩脐带 3 个（瓦上焙干存性）　陈棕 22 克（烧灰存性）　牛黄 0.6 克　槐角子 15 克（肥大者瓦上焙干存性）　刺猬皮 10 克（酥炙）　象皮 12 克（酥炙）　地榆 12 克

制法：共研细末，酥油为丸如麻子大，若不成丸加糯米粥少许即成。

服法：每服 2 克，空腹白开水送下。

（4）痔疮奇效方：治痔疮红肿疼痛难忍。

田螺 5 个　冰片 1 克

制法：将冰片研细末入田螺壳内，少时即化成水，取出装瓶内。

用法：点患处，肿消痛止。

麻　疹

疹出不畅　解毒透疹

患者刘某，男，3 岁。

冬末，发热 3 天，咳嗽气粗，痰多，鼻流清涕，眼泪汪汪，耳部及胸部出现红疹，指纹红赤。因其母在房内炒菜，遂致发热加重，麻疹隐隐，舌苔薄黄，脉浮数。证属胎毒热盛，疹出不畅。治以清热解毒透疹。

处方：

葛根 6 克　升麻 5 克　炒牛蒡子 6 克　生石膏 6 克　连翘 8 克　芥穗 6 克　三春柳 3 克　芦根 8 克　甘草 3 克

方中葛根清热解肌透疹；升麻升阳透表，协葛根最善透达疹毒；石膏、连翘、芦根泻肺胃之火，解毒透肌热；炒牛蒡子、芥穗、三春柳清散，增强宣毒透疹之力；甘草清热解毒。诸药共奏解肌透疹、清热解毒之功。

外治法：芫荽 120 克入锅内，煮软以后捞出，用芫荽擦前胸后背及手足心，每日数次。

二诊：麻疹大部透出，疹色鲜红，壮热口渴，此肺胃热盛也。拟方清热泻火透疹。

处方：

生石膏9克　连翘9克　炒牛蒡子8克　芦根9克　藏葡萄8克　葛根10克　银花9克　升麻6克　甘草6克

仍配合芫荽搓足心，促使麻疹透发。服上方1剂，全身透出红赤疹点，尚见咳嗽，脉象滑数。拟清热宣肺之剂。

处方：

银花10克　桔梗8克　黄芩6克　蝉蜕6克　炒杏仁6克　麦冬6克　甘草6克

上方2剂，麻疹透发，3天后痊愈。

热毒入肺　解毒救肺

患者谭某，男，4岁。

患儿发麻疹，治失其宜，温药过量，疹出之际，壮热不退，无汗，咳嗽气促而喘，痰声辘辘，鼻翼扇动，口渴喜饮，郁闷烦乱，唇舌焦赤，小便黄，指纹红色，脉滑数。证属疹出不畅，热毒入肺。治以清热解毒，救肺定喘。

处方：

麻黄5克　炒杏仁9克　生石膏10克　黄芩6克　麦冬8克　川贝母8克　甘草6克

热闭于肺，大热无汗而喘，故以麻黄、杏仁宣肺于外，石膏、黄芩、甘草清热于内；麦冬、川贝以润肺化痰。

二诊：1剂后，躁扰略平，喘促稍缓，喉间痰鸣减轻，仍发热，小便黄，舌苔微黄，脉滑大。热势未清，拟清热解毒、化痰定喘治之。

处方：

生石膏10克　炒杏仁8克　麻黄3克　橘红8克　黄芩3克　川贝母8克　桔梗6克　银花8克　甘草5克

服3剂，病愈。

麻毒诊痢　清热导滞

患者孙某，女，3岁。

麻疹脱屑后，发热虽减，但因用药不当而转泻痢，赤多白少，日行数次，不能离开便盆，触按腹部则哭，不欲饮食。证属疹毒内陷肠胃，食滞不消。治以清热解毒，消食导滞，兼以理血。

处方：

当归8克　白芍6克　川黄连3克　黄芩5克（炒）　焦三仙各6克　槟榔5克　地榆炭8克

此属疹后痢。方以黄芩、黄连清热解毒燥湿；当归、白芍、地榆炭理血凉血止痢；焦三仙、槟榔消食导滞行气。

二诊：服上方2剂，泻痢逐渐减少，饮食仍少思，舌苔黄厚。再拟解毒止痢、行气活血、消食导滞之剂。

处方：

当归8克　白芍6克　黄连3克　乌梅炭6克　地榆炭8克　焦三仙各6克　陈皮6克　银花8克（炒黄）　广木香3克　莱菔子6克（炒）　槟榔6克

三诊：服上方2剂，痢下将愈，思饮食。再以健脾和胃之剂调理，诸症悉蠲。

【按】麻疹（俗名糠疮）之为病乃胎毒内蕴，外感天行所致，属于温热病的范畴，以小儿为多见，成年人亦有之，但为数很少。本病初起时多见咳嗽、喷嚏，两目流泪，鼻流清涕，两耳发凉。疹渐出，则壮热高烧，口内两颊有白点，指纹红赤。疹现时躁扰不安。疹初见于耳后发际、颈项等处，继而额部颜面、肩背、胸腔漫发而出，手足心及鼻尖透发最晚。疹现于皮肤，可见有小红点匀细如沙，由少到多，逐渐浮起，抚之触手。出疹之时，非发热疹毒不能外透，故体温不宜速降。一般情况4天后身热诸症即渐消退，疹点也隐没，皮肤有糠状落屑。麻疹顺者鲜红而稀，一旬左右，全身手足心及鼻尖俱出，即可收没。因头为诸阳之会，故先从头部和阳侧先出。麻疹逆者，稠密成片，色紫而粗，壮热神昏，狂躁不宁，气促而喘，疹出而不透，或一出即收回。全身症状严重，甚则皮肤灼热无汗，鼻扇而喘，腹胀泄泻，或发痢疾等症。疹退脱屑多在6～7天。麻疹脱屑之际，须令患儿避风，如出门过早，多发生皮肤瘙痒、眼易流泪等情况。疹正出时，见油即扑回，应注意不要在患儿房内熬油炒菜。屋内光线宜暗不宜亮，电灯泡可用黑布或黑纸裹住，以免损害患儿视力。屋内宜潮湿不宜干燥，火上要常放一盆水，或开盖水壶也可。温度高才能使疹透出，故麻疹退热不宜太早，如误诊为感冒而服退烧药，热退而后又烧。在治法上，以解毒透疹为大法，但不宜发汗。如过汗，疹被淹而内陷，疗效不佳。成年人皮肤松弛，疹出不易，较小儿出疹更为困难。如出现疹出即回，气促而喘，鼻扇，或泄泻、痢疾等症，应迅速采取措施，不可延误。谚云：扭头看斑疹。这一句话意义很深，说明疹毒变化迅速，不可忽视。小儿麻疹的坏证有鼻扇而喘（西医称为麻疹合并肺炎），伤人很快，毒邪内陷疹后痢，对患儿威胁严重，一定要注意。

麻疹治法，以清透肺胃为主，候其收点后只需清解血分余热。若出疹太迟，以发表为贵；出疹过甚，以解毒为先。

若施温补，勿助其邪，用寒凉药休犯其胃。制病之过，以平为期；除暴之举，意在安良。责实责虚，全在人裁处耳。

例1乃由胎毒之邪上犯于肺，热毒郁于肌表，故发热，指纹红赤；脉浮数，麻疹依次而出，此乃顺证；邪火上炎，肺焦叶举，故见咳嗽；鼻为肺窍，火炼金而液自流，故鼻流清涕；肺热移于肝，肝开窍于目，故眼泪汪汪；疹毒内陷，故见气粗痰多。麻疹透出之际，复因油烟犯肺，故见疹出隐隐而退，此乃转为逆证矣。正是疹出透发之际，若因势利导，稍加宣散，治之不难，但因油烟之气遏其疹发之机，遂致疹毒内陷，转为逆证。此时，一须泻其火毒，二须透发隐疹，表里之剂俱进，双管齐下，疹透而毒解。

例2乃疹毒未透，复用温药过剂，助其阳热之势，疹毒内陷，内热炽盛于肺，致成危急之证。方用麻杏石甘汤加味，辛凉宣泄，清肺平喘，逐使逆证转安。

例3属麻疹作痢，谓之夹疹痢，为疹毒未解移于大肠所致，所谓"便多脓血分，仓廪血热"也。疹毒袭肺，毒热未解，肺与大肠相表里，疹毒移于大肠，食滞凝结，故见下痢赤白，腹痛不欲食。予以清热解毒、理血导滞之剂，毒去而痢止。

痄　腮

瘟毒发颐　清热解毒

患者富某，男，7岁，学生。

双侧耳下微肿而痛，压痛明显，右侧为甚，张口不利，咀嚼困难，咽部红肿，发热头痛，舌苔薄白，脉浮而数。西医诊为流行性腮腺炎，颌下淋巴结肿大。证属邪热内蕴，复感瘟毒。治以清热解毒，散风消肿。

处方：

银花15克　连翘12克　牛蒡子10克　蝉蜕8克　芥穗6克　桔梗10克　公英12克　薄荷8克　甘草5克

本病由少阳蕴热，复感瘟毒之邪，内热外邪互结，壅遏少阳。方用银花、连翘以清热解毒；桔梗、甘草利咽喉而解毒；薄荷、芥穗疏散风邪；公英、蝉蜕、牛蒡子散结消肿。

二诊：依上方服药3剂，配合外敷法（用太乙紫金锭调醋研成糊，新毛笔蘸药涂患处，日2次，换药时用药棉将患处洗净再涂药），腮肿逐渐消退。患儿之姐年12岁，亦罹此疾，用同样方法治愈。

【按】腮腺炎与"瘟毒发颐"近似，多由邪热内蕴，复感瘟邪阳毒所致。初起宜辛散解表，清透外邪；病邪传里，热毒壅盛时，则应着重清热解毒，散结消肿。病因为瘟毒之邪，病位为少阳经所过，治疗以清热解毒为主，并结合清少阳经热。

小儿泄泻

脾虚泄泻　健脾止泻

患者冯某，女，7个月。

泄泻数日，时重时轻，便质稀溏，带有豆瓣样乳块，食后易于作泻，不欲乳食，精神倦怠，面色萎黄，舌淡苔白，指纹淡。证属脾虚泄泻。治以健脾止泻。

处方：

白扁豆6克　白术6克　茯苓5克　陈皮5克　焦三仙各5克　鸡内金3克　山药6克　泽泻3克　甘草3克

上方2剂，水煎，分数次服。

方以白扁豆、山药、白术、陈皮、甘草健脾止泻，焦三仙、鸡内金消食和胃，茯苓、泽泻利湿止泻而不伤阴。

二诊：药后大便稀溏好转，逐渐成形，食欲增加。继用上方加减调治，半月痊愈。

食滞泄泻　消食导滞

患者蔡某，女，2岁。

日泻10余次，今晨已泄泻4次，大便黄绿带有奶瓣，其味酸臭，泻时烦躁，泻后稍安，腹胀，不思饮食，小便黄而量少，舌苔厚腻，指纹紫滞。证属乳食停滞克伤脾胃之泄泻。治以健脾和胃，消食导滞。

处方：

白术8克　茯苓8克　陈皮6克　山药10克　焦三仙各5

克　莱菔子6克（炒）　　佛手6克　砂仁3克　生姜4片

分数次频服。

方中白术、茯苓、山药健脾止泻；焦三仙、莱菔子消食导滞；陈皮、砂仁、佛手、生姜理气和胃，醒脾除胀。

服上方2剂，泄泻即止。食进病愈。

【按】小儿伤食泄泻，四季均可发生，断乳时尤多。《幼幼集成》谓："因本气不足，脾胃素亏者，多易伤食。"有因虚而滞者，有因滞而虚者，皆能致泻。若治失其宜，食积日久，最易生痰化火，而火动惊风作焉，理当治病于未然。故伤食吐泻者，亟宜消导之，补益之。

例1属虚而有滞者。患儿饮食调摄失宜，导致脾胃虚弱，脾虚不能化谷，致水反成湿，乳反成滞，水湿停留，故成泄泻稀溏，夹不化之食物，食后作泻；脾失运化，胃失受纳，故见精神倦怠，面色萎黄，不欲纳食；舌淡苔白，指纹色淡，均属虚象。故除补益之外，佐以消导，补而兼消也。

例2属食滞克伤脾胃者。患儿乳食不节，致伤脾胃，运化失职，乳食不化，并走大肠，故见大便黄绿，夹有奶瓣，味酸臭；泻时烦躁，泻后稍安，为内有停滞；脾失健运，故腹胀不思饮食；小便黄少，为食滞化热；舌苔厚腻，指纹紫暗，为内有湿滞之象。故消导之中，寓以健脾理气之剂，消而兼补也。凡小儿伤食后，用消导之法不可过剂，应中病即已。如攻伐过甚，而脾气复经此一番消伐，愈虑其虚，故当慎用之。又小儿肠胃薄弱，虚固当补，然补益之中，应佐理气之品，使补而不滞也。

233

虫　证

脾虚虫证　驱虫为先

患者李某，男，11岁，学生。

右上腹疼痛 1 年余，食量颇大而面黄消瘦，胃脘嘈杂，面部及唇内有小白点，曾服驱虫药解下蛔虫，但腹痛仍不减，舌苔白，脉弦，时大时小。西医确诊为胆道蛔虫症。证属饮食不洁、脾胃虚弱之蛔虫证。治以驱虫杀蛔为主。

处方：

使君子 6 克　榧子 8 克　鹤虱 8 克　槟榔 9 克　大黄 9 克　雷丸 6 克（研细末，分 2 次冲服）

方中使君子健脾杀虫；槟榔、榧子杀虫消积；鹤虱、雷丸杀虫；配大黄通胃肠泻虫积。

依上方服 2 剂，腹痛减轻，泻下蛔虫 50 余条。间隔 4 日又进 1 剂，泻下蛔虫 8 条。后投六君子汤加减，健脾和胃，调理而愈。

虫积腹痛　驱虫健脾

患者孙某，男，8 岁，学生。

饭后绕脐腹痛，随即大便，平时嗜食煤渣、泥土，面色萎黄，饮食少思，疲乏消瘦，唇内有小白点，脉沉迟。证属脾胃虚弱，内有虫积。治以先予驱虫，继以健脾和胃。

处方：

苦楝皮 6 克　使君子 6 克　鹤虱 6 克　榧子 6 克　川军 9 克

使君子甘温健脾杀虫；苦楝皮苦寒杀虫泻下；鹤虱、榧子杀虫消积；川军荡肠胃之虫积。

二诊：服药 2 剂，泻下蛔虫一团，约 50 余条，绕脐腹痛大减，嘱隔日再服 1 剂。

三诊：泻下蛔虫 4 条，饮食渐增，腹痛基本消失，但仍体质虚弱，脉虚，舌边有齿痕。拟益气健脾和胃之四君子汤加味治之。

处方：

党参12克　白术12克　陈皮8克　生山药12克　砂仁5克　茯苓9克　白扁豆12克　鸡内金6克　炙甘草6克　生姜4片　大枣3枚（剖开）

四诊：服上方10剂后，腹痛已止，饮食颇好，精神日佳，面色红润，逐渐恢复健康。

【按】虫证之作，大都因饮食不洁、脾胃虚弱而成。张景岳尝云："凡脏强气盛者，未闻其有虫，正以随食随化，虫自难存。而虫能为患者，终是脏气之弱，行化之迟，所以停滞而渐致生虫耳。"以上两例均属脾胃虚弱而成虫积者，皆以腹痛、消瘦、面唇有白点、饮食异常为特点，此属蛔虫为患。

治疗时除使用杀虫药外，都佐以通下之大黄，意在虫死之后即须排出也。继之以健脾和胃之剂，俾脾胃强盛，虫自难生矣。

药　疹

药毒皮疹　解毒止痒

患者陆某，男，中年，农民。

因患腿痛住院，诊前3天肌注康得灵，现周身皮肤起红色粟粒样皮疹，瘙痒甚剧，烦躁不安，经用抗过敏药效果不佳，改服中药。证属内有蕴热，与药毒搏击于肌表。治以清热解毒，疏表止痒。

处方：

银花20克　连翘12克　炒牛蒡子12克　苦参10克　白鲜皮10克　黄连5克　白芷8克　地肤子10克　蛇床子10克　苍术10克　防风10克　生甘草5克

方用银花、连翘、黄连、生甘草清热解药毒；炒牛蒡子宣肺透疹；白鲜皮、防风、地肤子、蛇床子、白芷散风祛湿，解毒止痒；苦参、黄连清热燥湿；苍术除湿止痒。

二诊：服上方 2 剂，上半身皮疹有所消减，颜色较前为淡，下半身剧痒不减，舌苔稍黄，脉弦滑。继服上方 2 剂。

三诊：皮疹已脱皮消退，尚觉有轻度瘙痒。停药观察，3 天后痊愈。

脱　发

肝肾阴虚　滋阴荣发

患者唐某，女，25 岁，打字员。

头部点状脱发逐渐扩大，有时瘙痒，眉毛缺如，已两月余。夜寐梦多，惶恐不安，饮食、二便正常，舌苔白，脉沉细。证属肝肾不足，血虚肝热，皮毛不荣。治以滋补肝肾，凉血清热，荣养毛发。

处方：

何首乌 12 克　生地 12 克　侧柏叶 10 克　旱莲草 15 克枸杞 12 克　当归 10 克　苦参 12 克

本病为肝肾阴虚，故方用何首乌、当归、枸杞补益肝肾，养血益精；生地、旱莲草滋阴凉血，乌发；侧柏叶能促使头发再生，有乌发之效；苦参祛风止痒。

二诊：服药 6 剂，头发渐生，眉毛已出，夜寐较安。又照上方服 3 剂，毛发丛生，余症悉已。随访半年，已如常人。

阴虚血热　滋阴凉血

患者张某，男，青年，司机。

3 个月前，头皮作痒，搔之发落，呈花斑形，须眉稀疏，头晕目涩，夜寐不宁，咽干喜饮，大便干，舌红少苔，脉弦细稍数。服药甚多，未效，乃至门诊就医。证属阴虚血热，心血不足。乃由肝肾阴虚，水亏则火炎上，肝热上扰，煎灼心血，再加思虑过度致心血不足矣。治以滋阴凉血，养心安神。

处方：

何首乌12克　侧柏叶10克　枸杞12克　旱莲草12克　女贞子10克　山萸肉10克　当归12克　生地15克　玄参10克　丹皮9克　炒枣仁10克　菊花10克　龙齿12克　竹叶8克　甘草5克

本例患者为阴虚血热、心血耗伤所致之脱发。方用山萸肉、生地、玄参、枸杞、丹皮、女贞子滋阴益肝肾而凉血；旱莲草、侧柏叶、何首乌补肝肾之阴，乌发且生发；当归补虚而养血；枣仁、龙齿、竹叶镇心而安神；菊花治肝热上扰，有清头明目之功；甘草和诸药而解百毒。

二诊：药进5剂后，头皮痒减轻，发生大部，呈斑点分布，黑白相间，眩晕消失，夜寐较安。又将原方继服3剂，眉发丛生，诸症渐消。继服以巩固疗效。

【按】脱发一症，临床颇为多见。轻者可随时间推移和营养增补不治自愈；重者脱落成绺，久之头发稀疏，甚至暴露头皮，有损于美观，尤为青年患者所苦恼。

脱发症，在临床上常见有发脱呈圆形斑片而脱者，也有由头痒、屑多、大片稀疏渐至光秃者。历代医家对本病有许多论述和治疗方法。一般认为，毛发荣枯与肝肾冲任盛衰有密切关系。冲任二脉上隶心胃，下连肝肾，肝肾不亏，心血充盈，则冲任脉盛，毛发荣泽；肝肾阴虚，心血不足，则冲任脉衰，毛发枯焦以致脱落。治之之法，宜滋阴凉血益肝肾，乌发，水足则肝木得养，而发自生矣。两例脱发，皆以肝肾阴虚为病本，治疗除用一般的滋补肝肾药物外，何首乌、侧柏叶、旱莲草、玄参等药为许老所常用，以其走奇经而养冲任，益精血而有生发之功，验之临床，确有卓效，乃屡试而不谬者。至于脱发之外，尚有兼证，又当各司其属，药之寒热温凉，以为佐使，故不可执一也。学者加意焉。

另有验方：

养阴生发饮：治青年人头发脱落成片。

旱莲草 30 克　生地 30 克　何首乌 30 克　侧柏叶 15 克

服法：以上 4 味分 10 次当茶饮。

又方：生姜芽搽患处亦能生发。

皮肤瘙痒

风湿久羁顽疹　疏风清热止痒

患者梁某，女，中年，教师。

皮肤瘙痒 3 年余，泛发暗红色斑丘疹，始发于两小腿，渐至全身，痒甚，严重时渗水。病初起时用抗过敏药尚能控制，病随日进，以致服药亦不起作用。痒甚时，虽搔破皮肤犹不能解。近 1 年来，症情加重，反复发作，缠绵不愈，每每彻夜不眠，不能正常工作。曾入某医院治疗，效果不显。出院后，又经多方治疗不效，因就诊于许老。患者瘙痒难忍，昼夜不得安静，全身不适，疲乏无力，纳谷不香，视其全身泛发暗红色斑丘疹，四肢内侧较重，除面部外，全身皮肤粗糙而干，色红灼热，有抓痕血痂，舌质红，苔白腻，脉浮缓而数。证属风湿久羁，蕴成热毒。治以疏风清热，除湿止痒。

处方：

苦参 9 克　苍术 10 克（炒）　黄柏 5 克　白鲜皮 10 克炒牛蒡子 12 克　白芷 8 克　荆芥 9 克　防风 10 克　地肤子 10克　浮萍 8 克　蛇床子 10 克　羌活 5 克　黄连 10 克　甘草

5克

嘱患者忌食辛辣之物。

外感风邪与湿热相搏，内不得疏泄，外不得透达，郁于肌肤而成瘙痒之症。方以荆芥、防风、炒牛蒡子、白芷、羌活、浮萍开发腠理，解在表之风邪；苍术辛苦温，散风祛湿；黄连、黄柏、苦参苦寒泄热，解毒燥湿；地肤子、白鲜皮、蛇床子清热祛风止痒；生甘草泻火解毒。诸药共成疏风清热、除湿止痒之剂。

二诊：服上方3剂，瘙痒减轻，夜能入睡。再拟祛风除湿、解毒止痒之剂。上方去荆芥、羌活、浮萍，加银花20克，连翘15克，蝉蜕10克。

三诊：上方连服10余剂，瘙痒向愈，已不流水，余症皆可。再服上方。

四诊：服药近1个月，全身皮肤恢复正常，病愈。

【按】本例系西医所谓顽固性泛发性慢性湿疹。病由素体不足，内蕴湿热，又感风邪，郁于肌肤腠理之间，风邪与湿热相搏，故瘙痒；湿者，阴邪也，故瘙痒肢体内侧重；夜半属阴，故夜间痒甚；日久不愈，湿热久羁，酿成热毒，故抓破流水。此为风湿热搏击肌肤，蕴结不散，迁延日久而成，治疗颇为棘手，处方应风、湿、热、毒四者兼顾，视其何淫所胜，轻重缓急，酌情用药。初因风邪较甚，方内率多祛风解肌之品；风邪解半，毒热乃是首敌，故酌减风药而入银花、连翘之属，增强清热解毒之力。患者亦能守禁忌，服药1月病愈矣。

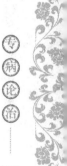

手　颤

寒阻经络　温阳通络

患者张某，男，33岁，医务人员。

因常在冷水中作业，突患两手震颤，始于右手，渐及左手，有冷感，执笔摇颤，不能成字，静时两下肢也觉飘浮无力。曾在当地医院治疗3年，不效，而震颤愈甚。心中烦乱，忧虑重重，因就诊于许老。诊其脉沉迟无力，舌苔薄白，边有齿痕。

震颤一证，手足颤动也。病本正气不足，而后寒邪乘之。四肢为诸阳之末，脾主四肢，后天土衰，正气随之而虚，正虚不能温通四肢，故手足颤动；正虚寒凝，经脉失约，故静时两下肢亦飘浮无力；脉沉迟，舌苔薄白，边有齿痕，皆虚寒之象。证属气虚寒凝，瘀阻经络。治以补气温阳，活血通络。

处方：

黄芪30克　白术12克　茯苓10克　炮附子12克　桂枝10克　白芍10克　秦艽10克　当归12克　山甲珠9克　川断12克　川芎9克　炙甘草6克　生姜4片　大枣3枚（剖开）

方以黄芪、白术、茯苓、炙甘草、生姜、大枣益气健脾；炮附子、桂枝、川断温通脉络；当归、白芍、川芎养血行血祛风；山甲珠窜通经络；秦艽祛风通络。

二诊：服上方6剂，两手震颤大减，患者甚喜，唯觉两臂发凉未解。上方加狗脊10克，炮姜10克，服3剂康复。

【按】本例患者气虚脾土衰弱，因寒凝而经络被阻，筋脉不能约束，虚寒之邪散于四末而手颤作。此疾青少年不多见，中年之后始有之，年老患者居多，属缠绵难治之症。本病当以益气温阳、舒筋通络治之，多能取效。手颤动多为虚证，选方用药不可妄施。

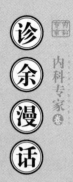

诊余漫话

内科专家 卷

许玉山

四物汤之应用

四物汤载《太平惠民和剂局方》，乃通治诸般血证、月事不调、胎前产后诸病之方。历代名贤临证应用多有发挥。许老据多年应用经验，以为此方乃调理血液循环系统之通用方剂，因该方之组方效能甚合于血液循环之机理，人之所赖者乃气与血耳，倘能调理循环系统诸疾，则尽可为疗病除疾，握其半矣。

人之一身，血液居其半，血少则不能濡养百骸，而诸病生焉。四物以熟地之甘温味厚为君，以增补新血；虑其壅滞难行，以当归辛温行血者为臣，用之通行经络而调血归经；血虚者肝邪必旺，肝旺则阻滞易生，血液易耗，更以芍药之苦酸泄之，川芎辛窜以散之，肝邪平则归地之补血有效矣。故合而为之互相扶助，缺一不可，以之加减治疗各种血证，有应用无穷之妙。然此方只能补有形之血于平时，却不能救大出血于仓猝，能调阴中之血，不能培真阴之本。地归芍芎功皆不同，当不惮其烦析之：熟地为滋补强壮之品，补血之上品，滋肾水而益阴，治虚劳焦燥贫血，以滋肾水见长。当归入心肝脾诸经，诸血病，如刺痛若刀割者非此不除，女子月事不调，经期腹痛，崩中漏下，津液干枯，大便秘结，痈肿疔毒，并皆治之。白芍入肝脾，治头目眩晕、盗汗、腰胁酸痛、子宫出血、经多腹痛，止汗利小便破坚积，治热性腹痛、热痢后重为其特长。川芎入肝，为血中之气药，功擅搜肝气，补肝血，用治头脑胀痛、头目眩晕、偏正头痛、贫血头痛、脐腹疼痛、月事不调，对中风入脑头痛有卓效。四物之加减应用如下。

243

用之风寒湿

若因风眩晕，宜活血疏风，加秦艽 10 克，天麻 8 克，防风 10 克。妇人血虚风邪乘之，筋骨肢节烦痛，头痛恶寒，治风当先治血，以活血为主，兼疏风解表，加柴胡 8 克，防风 10 克，羌活 6 克。脉沉迟，体虚而寒，自汗短气，二便清长，治宜益气散寒温中，加人参 6 克，附子 6 克，干姜 6 克。若遇四肢厥冷，完谷不化，可将附子量加大。中湿身重疲乏无力，身凉微汗，宜健脾除湿补气，加黄芪 10 克，防己 10 克，白术 12 克，茯苓 10 克，甘草 5 克，生姜 4 片，大枣 3 枚（剖开）。

用之诸痛

临经脐腹疼痛者，血热也，宜活血散瘀，清热止痛，加丹皮 9 克，元胡 9 克，香附 9 克，郁金 9 克，炒栀子 8 克，将熟地改生地；如胃弱稍加砂仁 6 克，防地黄之腻，或将地黄改泽兰叶 12 克。妇人血虚寒凝，脐腹痛不可忍，宜活血散寒，温中止痛，去地黄之腻，加干姜 8 克，名四神汤。

心绞痛、胸憋，胳膊麻木，去熟地，加活血理气止痛之品，如瓜蒌 15 克，元胡 10 克，薤白 8 克，枳壳 10 克，丹参 15 克，降香 10 克。胁痛，宜活血平肝止痛，加青皮 10 克，橘叶 12 克，元胡 10 克，柴胡 6 克。血虚腰痛，加强腰补肾之品，如炒杜仲 10 克，川断 12 克，枸杞 12 克，桑寄生 12 克。经前乳房发硬疼痛，在活血剂中加平肝止痛之剂，如瓜蒌 20 克，花粉 12 克，青皮 10 克，枳壳 10 克。

用之月经病

经行前期，乃血热，加丹皮 10 克，栀子 10 克，郁金 10 克，熟地改生地。月经后期，因寒而滞，加肉桂 6 克，红花 8 克，吴茱萸 5 克，炒桃仁 8 克；兼痛加乌药 10 克，香附 10 克，五灵脂 10 克（炒烟尽）。月经后期，血少色淡，气血之虚也，加黄芪 12 克，党参 10 克，白术 10 克，茯苓 10 克，取八珍补血汤之义。经前头痛，血分邪热上冲，加菊花 10 克，薄荷 10 克，藁本 8 克，将川芎用至 10 克。经前鼻衄，热迫血妄行，宜凉血止血，加白茅根 30 克，藕节 30 克，栀子炭 30 克，熟地改生地，量可加大或用炭亦可。经前大便下血，乃大肠邪热蕴结，加川连 6 克，槐花 15 克，椿皮炭 12 克，地榆炭 12 克，熟地改生地炭 12 克。经前腿沉，周身憋胀，乃血瘀凝滞，宜活血化瘀，加川牛膝 10 克，泽兰叶 12 克，炒桃仁 8 克，红花 10 克，枳壳 10 克。经前白带多，因血虚胃弱脾湿，加山药 30 克，白术 12 克，苍术 10 克，车前子 10 克。经前带下色黄，稠黏臭秽，乃湿热下注，加黄连 5 克，椿皮炭 10 克，白术 12 克，车前子 10 克。血崩，乃中气不足不能摄血，治血先治气，加黄芪 30 克，阿胶 12 克（烊化后入），三七参 6 克（研细末，分 2 次冲服），党参 15 克。漏下淋漓不断，血色深红，舌红脉大而数，乃热炽于内，迫血妄行，加清热凉血止血之品，阿胶 12 克，地榆炭 12 克，栀子炭 10 克，熟地改生地炭。血小板减少性出血，手足心发热，周身有出血紫癜，脉细数，舌质红，乃阴虚血热之候，加龟板胶 12 克，鹿角胶 12 克，党参 12 克，大枣 5 枚（剖开）。

用之胎前诸症

妊娠恶阻或呕恶不食或食入即吐，乃血盛于下，冲脉之气上逆，胃虚不降，加白术 10 克，砂仁 6 克，竹茹 10 克，茯苓 10 克，苏梗 10 克，生姜 10 克。气虚胎动不安，中气下陷，冲任不固，见腰酸腹胀，胎动欲坠，宜益血补气安胎，加黄芪 10 克，党参 10 克，杜仲 10 克，川断 12 克，桑寄生 12 克。滑胎（习惯性流产），气血不调，冲任不固，加人参 6 克，白术 10 克，桑寄生 10 克，川断 12 克。如阴道不时下血，加阿胶 12 克，地榆炭 12 克，艾叶炭 6 克。妊娠腹痛，多由气血运行不畅所致，当以调气安胎为主，加苏梗 10 克，陈皮 10 克，香附 6 克，砂仁 6 克。妊娠下痢赤白，里急后重，多由饮食不节所致，去熟地，加槟榔 6 克，广木香 5 克，黄连 5 克，焦三仙各 12 克。妊娠痫证（子痫），肾阴虚于下，肝阳越于上，宜养血育阴，平肝潜阳，熟地易生地，加钩藤 12 克（后煎），黄芩 10 克，石决明 12 克，龙齿 12 克，天竺黄 10 克，羚羊角粉 3 克（分 2 次冲服）。妊娠咳嗽（子嗽），阴血聚下以养胎，不能上承，致肺燥而咳，加桔梗 10 克，麦冬 12 克，川贝 10 克，百合 10 克，甘草 5 克。妊娠风湿相搏，身重关节烦痛，宜疏风除湿，加苍术 10 克，防风 10 克，黄芪 10 克，如无汗可少加麻黄取其微汗，切勿过汗。妊娠肿胀（子肿），脾阳不运，水湿停聚，宜健脾行水，加白术 10 克，茯苓皮 15 克，大腹皮 10 克，生姜皮 10 克。妊娠小便不通，气不足则不能上载其胎，以致胎重下坠，压迫膀胱，溺不得出，加党参 10 克，白术 10 克，桔梗 10 克，炙升麻 3 克。妊娠小便淋痛（子淋），乃肾水不足，命门火旺，胎移热于膀胱，脾为火灼，津液涩少，而见小便淋漓涩痛，宜泻火通淋，熟地易生地，加车前子 10 克，木通 10 克，黄柏 3 克，甘草梢 6 克，淡竹叶 10 克。

用 之 产 后

产后忌补一说，在民间流传甚广，以其不知产后有虚、有瘀、有寒、有热也。傅青主云：产后者气血大虚也，当以大剂补益之品，后人忌四物汤者，恐熟地腻、白芍敛、赤芍破也，故去其芍地，只用归芎以行血活血。如产后当用生化汤，归芎桃红草黑姜，不分恶露之多少，有病无病，率尔用之，斯有损无益，流弊无穷。而四物汤中归芎芍地，用之得当，甚具灵活性。今为述之。

产后恶露不行，感受风寒，风冷乘虚而搏血，气滞血凝，宜活血散瘀，白芍易赤芍，熟地易益母草 12 克，加桃仁 6 克，红花5克，桂枝5克。产后伤风、头痛、关节痛、发热，宜活血疏风，去熟地，白芍改赤芍，加荆芥穗5克，蔓荆子6克，芦根5克。产后虚劳日久，脉浮，宜活血和解之剂，用柴胡四物汤。产后气血虚，恶露不绝，淋漓不断，色淡红量多，加黄芪10克，人参6克，白术10克，阿胶10克。产后血热，恶露不绝，血色红，稠而臭，口干舌燥，脉虚而细数，宜养阴清热止血，熟地改生地，加阿胶12克，乌贼骨10克，龟板胶10克。产后潮热，因于血虚阴不济阳，宜养血益阴，加银柴胡10克，炙鳖甲10克，地骨皮10克，白术10克，茯苓10克。产后浮肿，气急腹胀，喉中水鸡声，乃脾虚水气上逆为痰为饮，宜健脾除湿消肿，加白术10克，茯苓皮10克，大腹皮10克，姜半夏10克，射干8克，炒杏仁10克，生姜皮6克。产后小便失禁或遗尿，为肺肾气虚，膀胱失约所致，加桑螵蛸10克，益智仁10克，川断12克，黄芪12克，党参12克。产后小便不通，素体虚弱或产时劳力伤气，不能通调水道，下输膀胱，加黄芪10克，通草10克，泽泻10克。产后手颤，因气血虚所致，加黄芪10克，党参10克；有寒象加炮附子6克，桂枝5克。产后大便难，阴血骤脱，而致大肠津液干枯，若用通利之药求其暂通，反而伤气而仍便秘胀满，宜润肠生津，加肉苁蓉12克，火麻仁12克，麦冬15克，炒苏子15克，何首乌10克。产后口渴乃失血多，阴虚火旺，津液不足，加花粉12克，麦冬12克，人参6克，玄参10克。产后发痉，失血过多，筋脉失养，肝风内动，宜育阴养血潜阳，加天麻8克，钩藤12克（后入），石菖蒲10克，全蝎3克，熟地改生地。产后缺乳，乳房柔软无胀痛，乃血虚气不足，加黄芪12克，党参10克，炒王不留行12克，通草10克，黑芝麻12克；若乳房胀硬而痛，多属肝郁气滞，加瓜蒌30克，山甲珠10克，漏芦12克，柴胡6克，通草12克。产后乳汁自出，为气血虚弱，胃气不固所致，宜取八珍之意，去川芎，加黄芪

10 克，五味子 10 克，芡实 10 克。

用之其他

烦躁不得眠，加炒枣仁 10 克，川连 5 克，天冬 10 克，竹叶 10 克，炒栀子 8 克。脐下寒冷疼痛，腰背酸痛，宜强肾散寒止痛，加杜仲 10 克，川断 12 克，小茴香 10 克，乌药 10 克，桑寄生 12 克。气虚倦怠乏力，宜气血兼补，用八珍汤加黄芪 15 克。血虚邪热移于下焦，小便频数，尿道灼热，小便牵痛，加车前子 10 克，黄柏 6 克，甘草梢 10 克，竹叶 10 克。阴虚盗汗，加浮小麦 12 克，生牡蛎 12 克，麻黄根 12 克。心血虚怔忡心悸、睡眠不宁，加炒枣仁 12 克，远志 10 克，茯神 10 克，柏子仁 10 克。老年血枯，津液不足，大便秘结，加麦冬 15 克，炒苏子 10 克，火麻仁 12 克；因肺与大肠相表里，润肺所以通便，如燥粪已久，少加升麻以提之。血虚风邪侵袭，背部沉重如盘，拘紧不适，加麻黄 6 克，葛根 10 克，桂枝 6 克，防风 10 克。尿血，因血虚而热乘之，血得热而流散，渗入胞中，故由小便而出，宜活血凉血利尿，将熟地改生地，加大小蓟炭各 12 克，阿胶 12 克，木通 10 克，滑石 10 克；如便时疼痛加竹叶 10 克，甘草梢 10 克。如有瘀血，白芍改赤芍，当归改归尾，加红花 8 克。

四物汤之加减，必以血液系统疾病为主，其他均是兼症，主次眉目分明，不得顾此失彼，胶柱鼓瑟。如肥胖之人多湿痰则不宜用，一切脾虚恶食、素有呃逆者不宜用，大便溏泄者禁用。而大出血时尤须加参芪以扶气，若概以此四物补血则效果迟缓，尤恐心脏衰弱而虚脱作也。宜加意焉。

活血化瘀法临证应用

活血化瘀法乃治疗瘀血之法。瘀血是指体内血液瘀结，血行阻滞，溢出经脉，留滞于组织间隙的积血或血块，它能导致一系列的病症。活血化瘀法是中医治疗学中的一项重要内容，是基于"祛邪"思想而创立的一种重要的治疗方法。

活血化瘀的历史沿革

活血化瘀法由来已久，约在先秦之际便初步应用于医学实践中，以后经历代医家不断地充实和提高，日渐深入，现在中西医结合领域研究成果亦很多。

关于"活血化瘀"和"瘀血"的论述最早见于《内经》。如《灵枢·邪气脏腑病形》说："有所堕坠，恶血留内。"《素问·调经论》说："寒独留则血凝泣，凝则脉不通。"至汉时张仲景对活血化瘀法有了新的发展，如《伤寒论》对"蓄血证"的论述："太阳病不解，热结膀胱，其人如狂，血自下，下者愈……但少腹急结者乃可攻之，宜桃核承气汤。""小便自利，其人如狂者，血证谛也，抵当汤主之。"又如《金匮要略·妇人产后病脉证治》在论述产后瘀血停留一证中说："产妇腹痛……此为腹中有干血著脐下，宜下瘀血汤主之，亦主经水不利。"均对瘀血的证治作了明确的阐述，同时制订了十一首活血化瘀的方剂，这些成就对后世研究活血化瘀法有着巨大的影响。唐、宋、元、明各个时代的医家都对瘀血理论和活血化瘀法以及对化瘀研究作出了相当的贡献。清代医学界对活血化瘀法有重要发展。王清任创立了"血府逐瘀汤""补阳还五汤""通窍活血汤""膈下逐瘀汤""少腹逐瘀汤""身痛逐瘀汤"等以活血为主的方剂，多达33首，主治各类瘀血证50多

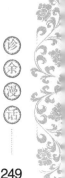

种，扩大了活血化瘀法的应用范围，对活血化瘀疗法的临床应用作出了卓越的贡献。唐宗海对瘀血一证病机与治疗的研究有独到之处。他很重视气血两者的辩证关系，如在《血证论》中说："运血者即是气，守气者即是血。"又说："气为血之帅，血随之而运行，血为气之守，气得之而静谧。"在血证的治疗上，他提出了止血、消瘀、宁血、补血四法，强调了只有"祛瘀"才能"生新"的思想，阐明了"消瘀滞"与"补气血"的辩证关系。

瘀血病机概略

瘀血之形成总与气机密切相关。古人所云"气行则血行，气滞则血凝""血脱则气脱"等都反映了这个道理。总之，或外感六淫，或内伤七情，或脏腑功能失调等，凡气的升降出入之机有碍者，久之必致血瘀。具体病机主要有如下几种。

1. 寒凝血瘀：寒邪属阴，其性收引。如王清任说："血受寒则凝成块。"

2. 血虚致瘀：阴血亏损，脉络失充，久而致成血瘀。阴血不足则血行不畅，气郁血滞，络脉凝涩而病作。

3. 痰阻血瘀：痰湿之邪最易化热，湿热互结，阻滞气机之升降和气血运行。如赵养葵说："痰随气行，无处不到。""气郁痰聚。"而气和血则是"气行则血行"的关系，所以痰湿阻滞气机，久则可致痰瘀互结。明·罗周彦曾说："若素有郁痰所积，后因伤血，故血随蓄滞与痰相聚，名曰痰夹瘀血。"

4. 因热煎熬血液而成瘀：热毒之邪，侵入机体，局部气血循环失畅而致成瘀。王清任曾另有阐说："血受热而煎熬成块。"可见因热而致瘀者在临床上亦非少见。

5. 气滞血瘀：气机受阻，脉络不畅，郁而不通而成血瘀证。《仁斋直指方》中说："气有一息之不能，则血有一息之不行。"若气机通畅则瘀血即去。

6. 气虚血瘀：因"气为血帅"，所以气虚则帅血无权，阳气不振而形成血瘀，若能将气补足则气充血行。

7. 癥积血瘀：瘀血不去，久则结为癥瘕，按之坚硬不消，且多固定不移，更加阻碍气血运行，瘀血日胜。

8. 外伤血瘀：跌仆闪挫，直接损伤人体，经脉受损，则血难循经而正常运行，往往也可形成瘀血。《诸病源候论》所说："血之在身，随气而行，常无停积，若因堕落损伤，即血行失度，随损伤之处而停积，或流入腹内，亦积聚不散，皆成瘀血。"也正反映此种情况。

活血化瘀常用方

1. 补阳还五汤

药物组成：黄芪120克　当归15克　赤芍10克　川芎9克　红花9克　桃仁10克（炒，去皮尖）　地龙12克

功能：补气活血，化瘀通络。

主治：中风后，半身不遂，口眼歪斜，语言謇涩，口角流涎，大便干燥，小便频数，遗尿不禁，苔白，脉缓。

方解：本方用于中风后气虚血滞、脉络瘀阻所致的半身不遂，口眼歪斜等。方中黄芪用量独重以大补元气，用为主药，如黄芪用至160～180克时，必加川牛膝12克引血下行，以防黄芪之壅，辅以当归尾、赤芍活血和营，少佐桃仁、红花、地龙以化瘀通络。此方重在补气，佐以活血，使元气充足，血流自能通畅，脉络无滞。临床多用于脑血管意外后遗症。

加减：上肢不遂，手肿，加桂枝8克，秦艽12克；口眼歪斜加全蝎5克（炒），白僵蚕12克；痰声辘辘加橘红12克，天竺黄12克，竹沥膏30克（分2次冲服）；口角流涎加蜈蚣3条，钩藤12克；头目眩晕加菊花10克，草决明12克，羚羊角粉3克（分2次冲服）；下肢不遂加川牛膝10克，桑寄生

12 克；大便秘结加火麻仁 15 克，肉苁蓉 12 克，麦冬 15 克；不语加石菖蒲 12 克，天麻 9 克，全蝎 3 克（炒）。

2. 少腹逐瘀汤

药物组成：小茴香（炒）12 克　炮干姜 8 克　紫油桂 6 克（研细末，分 2 次冲服）　玄胡 12 克　乌药 10 克　枳壳 10 克　吴茱萸 5 克　明没药 12 克（去油）　赤芍 10 克　当归 12 克　川芎 9 克　生蒲黄 10 克　五灵脂 10 克（炒烟尽）

功能：温经散寒，活血化瘀。

主治：少腹瘀血积块疼痛，少腹冷而胀满，行经前腰酸腹痛，月经不调，经色黑紫成块，少腹硬而拒按，舌质紫，苔白，脉沉紧。

方解：本方适用于瘀血在少腹，因寒凝血滞而致的经行腹痛等症。方中小茴香、紫油桂、炮干姜、吴茱萸温经散寒，能使寒祛而痛止，温经止痛的作用较强；蒲黄、五灵脂、当归、川芎、赤芍活血化瘀；治血先治气，故用乌药、枳壳以理气；伍元胡、没药活血止痛。应用本方时，须灵活加减，才能收效显著。

加减：腹胀甚者加广木香 5 克；月经色黑有块加鸡血藤 12 克，泽兰叶 12 克；大便干加大黄 8 克；月经量少加红花 9 克，桃仁 8 克（去皮尖，炒）。

3. 身痛逐瘀汤

药物组成：秦艽 12 克　防风 10 克　川芎 9 克　当归 12 克　川牛膝 10 克　桂枝 8 克　红花 9 克　山甲珠 10 克　没药 12 克（去油）　羌活 8 克　独活 8 克　川断 12 克　桑寄生 12 克　苍术 10 克　桃仁 8 克（炒，去皮尖）

功能：活血通络，除湿止痛。

主治：肩痛、臂痛、腰腿痛，缠绵不愈，舌质青紫或有瘀斑，脉沉缓而涩。

加减：上肢痛甚加丝瓜络；下肢疼痛较剧加威灵仙、木瓜；内湿盛将苍术改白术。

4. 膈下逐瘀汤

药物组成：当归 12 克　川芎 9 克　赤芍 10 克　红花 9 克　丹皮 9 克　枳壳 10 克　香附 10 克　元胡 12 克　莪术 10 克　桃仁 9 克（去皮尖，炒）　青皮 10 克　乌药 10 克　五灵脂 10 克　甘草 5 克

功能：理气散寒，活血化瘀。

主治：瘀在膈下形成积块，拒按，痛处不移，舌质暗，脉沉弦而涩。

5. 桃仁承气汤

药物组成：大黄 12 克　桃仁 9 克（去皮尖，炒）　芒硝 6 克（另包，分 2 次冲服）　桂枝 6 克　地榆 9 克（炒）　川黄连 5 克　炙甘草 6 克

功能：清热破血，泻下逐瘀。

主治：少腹拘急胀满，大便色黑，小便自利，谵语烦渴，至夜发热，其人如狂，以及血瘀、经闭、痛经及蓄血证。

需要说明的是，蓄血证与尿涩燥屎证，症相似而实不同，临证时需详加辨析。伤寒少腹胀满，按之不痛，小便不利者，为尿涩也；若按之绕脐硬痛，小便短涩，大便不通者，此有燥屎也；若按之少腹硬痛，小便自利，大便色黑，喜忘如狂者，为蓄血证也。以上三者：①尿涩即膀胱蓄水，五苓散证；②大便燥屎，小便短涩，乃调胃承气汤证也；③少腹硬痛，大便色黑，喜忘如狂者，为蓄血证，当予桃仁承气汤。此辨证之大法也，不可不知。

6. 急救回阳汤

药物组成：人参 9 克　附子 9 克（炮）　白术 12 克　干姜 8 克（炮）　桃仁 9 克（去皮尖，炒）　红花 8 克　木瓜 10 克　紫油桂 6 克（研末，分 2 次冲服）　炙甘草 6 克

功能：温阳散寒，补气活血。

主治：四肢厥冷，面色苍白，冷汗出，小便色白，口鼻呼吸气冷，呕吐泄泻，时有转筋，口唇色紫，脉微涩。

方解：方用人参以扶正气；白术温脾除湿；附子、油桂、炮干姜温中暖下元而回阳，使瘀血迅速消散；再配桃仁、红花活血祛瘀；木瓜活血通络，对霍乱转筋有卓效；炙甘草通行十二经，补中益气。

加减：呕吐加藿香9克，砂仁5克；腹痛加乌药10克，净吴萸6克（黄连水泡数次）；水泻加泽泻10克，猪苓10克，白扁豆12克。

7. 大黄䗪虫丸

药物组成：大黄50克　黄芩40克　赤芍35克　生地45克　桃仁45克（去皮尖，炒）　粉丹皮35克　干漆35克（炒烟尽）　䗪虫35克　蛴螬35克　水蛭35克（油炸）虻虫30克　藏红花30克　炒杏仁35克　甘草20克　生侧柏叶30克

制法：上药共为细末，炼蜜为丸如绿豆大。

服法：每服10克，早晚各1次，温黄酒送下。

功能：祛瘀生新，凉血清热，润便逐瘀。

主治：体虚消瘦，腹部胀满，饮食少思，肌肤甲错，两目黯黑，午后潮热，舌质青，脉弦涩。

加减：脾胃虚弱加白术、云苓；腹胀憋闷加香附、广木香；手足心发热加炙鳖甲、地骨皮。

8. 犀角地黄汤

药物组成：乌犀角9克（先煎20分钟再入他药）　鲜生地15克　栀子炭8克　粉丹皮9克　赤芍10克　玄参10克郁金10克

功能：清热解毒，凉血散瘀。

主治：吐血衄血，大便下血，壮热，神昏谵语，舌张，脉细数或洪数。

加减：吐血加藕节 30 克，花蕊石 12 克；便血可加川黄连 6 克（炒炭）；鼻衄血多，加白茅根 30 克；小便出血酌加小蓟炭 10 克，黄柏 6 克（炒）。

9. 桂枝茯苓丸

药物组成：桃仁 10 克（去皮尖，炒）　藏红花 2.5 克　粉丹皮 10 克　川芎 9 克　茯苓 12 克　香附 10 克　赤芍 10 克　五灵脂 10 克（炒烟尽）　生卷柏 8 克　桂枝 8 克

功能：活血化瘀，通脉消癥。

主治：经闭腹痛，腹部积块疼痛拒按，恶露不尽，胞衣不下，舌质色紫，脉沉涩。

加减：大便干加熟军 8 克；腹痛甚加元胡 10 克，乌药 10 克；块坚硬者加三棱 9 克，莪术 10 克。

10. 通窍活血汤

药物组成：麝香 1 分（研细末，分 2 次冲服）　赤芍 10 克　川芎 10 克　藁本 9 克　白芷 6 克　红花 10 克　桃仁 8 克　老葱 3 根　鲜姜 9 克　红枣 7 个（剖，去核）　黄酒 250 克

功能：活血祛瘀，通窍止痛。

主治：头痛剧烈，经闭腹痛，舌质紫，脉沉涩。

11. 生化汤

药物组成：当归 20 克　川芎 9 克　桃仁 9 克（去皮尖，炒）　炮姜炭 5 克　泽兰叶 10 克　吴茱萸 3 克　炙草 5 克

功能：散寒行瘀，活血止痛。

主治：产后恶露不行，或正有恶露因寒而停，少腹疼痛，拒按，舌质有紫斑，脉沉涩等。

加减：腹痛剧烈者加五灵脂 9 克（炒烟尽），生蒲黄 8 克，没药 10 克；若过食寒凉食物而引起结块疼痛加砂仁 5 克，官桂 3 克。

必须说明的是，产后患者气血大虚，用药量不宜太重，苦寒之品如黄芩、黄连、栀子等用时须慎重，误用后即能引起腹

痛或泄泻。破气行气之药用量过大亦易耗伤正气，而使乳汁减少。

12. 血府逐瘀汤

药物组成：当归 12 克　川芎 9 克　赤芍 10 克　瓜蒌 25 克　降真香 12 克　没药 12 克　枳壳 10 克　红花 8 克　土元 8 克　桔梗 10 克　桃仁 8 克（去皮尖，炒）　青皮 9 克。

功能：活血化瘀，理气止痛。

主治：胸胁憋胀疼痛，自觉内热烦闷，头痛急躁易怒，舌赤，脉弦紧。

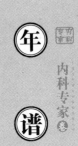

年谱

内科专家 卷

许玉山

许玉山，字宝昆。著名老中医。

1914年10月28日出生于河北省赵县许家郭村。

1921年~1925年在私塾就读。

1926年2月~1935年8月在河北赵县解家寨村从师马文炳中医学徒。

1935年9月~1937年10月在河北高邑车站中兴药庄行医。

1937年10月~1938年1月在河北省赵县大石桥村行医。

1938年2月~1940年11月在河北省赵县大石桥村玉生恒药铺行医。

1941年2月起的16年间是山西省太原市个体开业中医师。

1942年5月28日太原市卫生公署中医考试合格。同年6月14日加入太原市国医公会。8月20日山西省政府颁发中医师证书。

1949年任太原市中医研究会第一分会主任。

1950年加入太原市卫生工作者协会。

1951年12月30日获得太原市中医业余进修班第一期毕业证书。

1952年任太原市卫生工作者协会第一分会主任、太原市中医学会委员。同年9月获卫生部颁发中医师证书第0366号。

1954年任太原市中医学会常务委员会委员。

1955年3月起任太原市第二中医联合医院院长。同年6月任太原市南城区人民委员会常务委员。7月16日被聘为太原市医疗事故技术研究委员会中医内科专门委员会研究员。

1956年在太原市中医学会中医学习班兼职任教。同年受太原市南城区爱卫会奖励。

1957年7月始任山西省中医研究所内科副主任（主要从事急慢性肾炎的临床研究）。

259

1963 年 8 月"关于 45 例慢性肾炎治疗报告"一文发表于山西省中医研究所内部资料《临床经验汇编》第一辑中。

1970 年 9 月～1972 年 1 月下放到山西运城安邑公社，在安邑卫生院为基层农民进行医疗服务。

1972 年 2 月～1973 年 1 月任山西省 101 医院病房负责人。

1973 年 2 月～1976 年 12 月任山西医学院第一附属医院二病区病房负责人。

1976 年被任命为山西省保健委员会顾问。

1977 年任山西省劳动卫生职业病研究所、山西省工人疗养院中医科主任。同年 12 月被选为山西省五届人大代表、山西省第五届革命委员会委员。在担任代表、委员的 5 年期间先后三次联合同道代表提出"建议成立山西省中医学院"的议案。后国务院批准该议案。

1979 年 11 月晋升为主任医师、研究员。同年出任中华全国中医学会山西省分会副理事长。

1980 年 4 月光荣加入中国共产党。同年 7 月任山西省活血化瘀研究所副所长。其"四物汤临床应用经验"被评为省科协优秀学术论文。

1981 年 10 月主持召开中华全国中医学会山西省分会（五省二市）中医学术讨论会。同年出任山西省中医研究所副所长。

1982 年 4 月被聘为山西省科技进修学院中医妇科班教师。同年 7 月组织召开中华全国中医学会妇科学术交流会。8 月任中国科协自然科学专门学会会员。

1983 年任山西省中医学院筹备处副主任。荣获 1983 年度山西省卫生厅模范党员。同年 4 月《许玉山医案》由山西人民出版社出版发行。5 月被选为太原市南城区第七届人大代表、第六届全国人大代表。在全国人大会议期间联合中医界代表联名提议"中医传统带徒""中医立法""抢救中医药人员后继乏人乏术"等议案，并积极要求各级领导认真贯彻执行各项中医政策。7月任山西省高级卫生技术职称考评委员会副主任。

1984年4月被聘为山西省科技进修学院与中华全国中医学会山西省分会联合举办的中医内科进修班教师。同年12月被聘为《中医药研究》杂志顾问。

1985年任山西省中医研究所咨询委员会副主任。1月被聘为《山西中医》杂志顾问。2月3日出任中华全国中医学会第二届理事。9月《许玉山验方辑》出版发行。

1985年10月14日晚23点45分心脏病突发逝世，享年71岁。

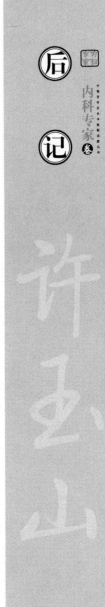

后记

内科专家卷

许玉山

　　1999 年冬，中国中医药出版社《中国百年百名中医临床家丛书·许玉山》的编撰任务交给了山西省中医药研究院中医基础理论研究所。因本所还同时承担了该套丛书中李翰卿、张子琳分册的编撰工作，为保证许玉山分册的按时出版，该书写作任务交由许逸民（许玉山之子）医生负责组织有关人员完成。

　　紧锣密鼓之中，一场紧张而有序的筹备工作悄然展开。2000 年春，在许逸民母亲新泽公寓家中，许逸民、李庆峰、王荣等人为此书的编撰献计献策。其中李庆峰先生是许老生前最为得意的弟子，从 1978 年起跟随许老学徒时，抄写医案，侍医临证，深得师意，及至许老谢世后，仍对师母恭敬有加。

　　在接受编写任务的一年当中，许逸民、李庆峰二人多次切磋，各尽所长，兢兢业业，共同为本书的草创奠定了坚实的基础。特别值得提出的是，李庆峰先生虽涉足商界，事务繁忙，但仍能夜以继日，殚精竭虑，完成本书大部分内容的写作，且文笔酣畅流利，医理论述透彻。另外，山西中医学院教师王荣女士，虽因种种原因未能尽成其事，但当初带病工作的精神实为可敬，深表谢意。

　　书中许老所用含犀角、象皮之处方制剂均予保留，目的是示其方而师其法。今犀角等源于珍稀野生动物的药品已禁止入药，希望读者遵守国家相关法律，择其代用品而用之。

　　本所王红梅、赵怀舟等同志参与了本书的部分排校工作，在此一并表示感谢！

山西省中医药研究院
中医基础理论研究所
2001 年 3 月 1 日

 后 记

265